糖尿病専門女医が教える
妊娠と糖尿病

糖尿病専門医
櫻岡怜子
Sakuraoka Ryoko

GENTOSHA
幻冬舎MC

はじめに

　お腹に新しい生命を宿し、ともに過ごす十月十日は女性にとって、このうえない幸せな時期であるとともに、さまざまな不安に直面しやすい時期でもあります。

「待ち遠しくてたまらない」「とにかく楽しみ」そんな期待に胸をふくらませる一方で、「ちゃんと産めるかしら」「元気に生まれてきてくれるだろうか」など、気持ちのざわつきが抑えられないという人も少なくないでしょう。

　妊娠中は、お腹が大きくなるといった外見だけでなく、ホルモン分泌をはじめとした、目に見えないたくさんの変化が体内で起こります。このとき妊婦さんの生活習慣に乱れがあったり、過剰なストレスがかかっていたりすると、母体に悪影響が及び病的状態に陥る場合があります。一方、病気の存在に気付かないまま妊娠し、母体や胎児に悪影響が及ぶケースもあります。

糖尿病もその一つです。妊娠中に診断されることの多い糖尿病には、**妊娠中のホルモンバランスの乱れで起こる妊娠糖尿病**と、**糖尿病にかかっている方が妊娠してさまざまな症状が起こる糖尿病合併妊娠**の二つがあります。

そもそも、妊娠すると誰でも血糖値が高くなりやすい体内環境になります。血糖値を下げてくれるすい臓から分泌されるインスリンというホルモンの分泌や働きが悪くなるためです。

そこに、家族歴や高齢出産、肥満気味、高ストレスなどの要因が重なることで、糖尿病を発症してしまうのです。

放置していると、流産や早産、死産、赤ちゃんの先天異常や発育不全といった、取り返しのつかない事態を招きかねません。

こうした妊娠に伴う糖尿病は、食生活の欧米化やストレス社会、晩産化などを背景とし、増加傾向にあるといわれています。日本糖尿病・妊娠学会によると、**妊婦さんの約12%**が糖尿病とされています。

決して少なくない割合にもかかわらず、妊婦さんにも家族の方にも、正しい知識どころか、病態の存在自体すら十分に知られていないことに、私は危機感を抱いています。

そんな私自身も、実は妊娠糖尿病にかかった当事者です。

医大卒業後、現在まで約13年にわたり、糖尿病専門医として妊婦さんを含む多くの女性を診てきた私ですが、6年前に第一子を授かってから、それまでまったく問題なかった血糖値が上昇しはじめ、周産期に入ったころ妊娠糖尿病との診断を受けました。

しかし当時の私は、インスリン治療で血糖値を下げることに迷いがあり、食事だけでコントロールを試みたのです。

結果的に血糖コントロールには成功し、かつ、お産は問題なく母子ともに今も健康ですが、子どもは標準よりも小さい体格で生まれました。そのことを今も後悔しています。

これから妊娠、出産を控える女性には、私と同じ思いはしてほしくない。経験者だからこそ、皆さんにはもっと、妊娠と糖尿病のことを知ってもらいたい、適切な対処をしていただきたい、そのような思いが強く募り、本書の執筆に至りました。

本書では、そもそも糖尿病とはどんな病気か、そして妊娠中に糖尿病にかかるとはどういうことか、母子にどのような影響があるのかを解説し、検査や診断・治療法、家庭でのケアをひもといていきます。

結婚を控えている方、妊活中の方、出産を控えている方、そしてそのご家族すべての方に読んでいただきたい一冊です。一人でも多くの方に、妊娠と糖尿病について理解を深めていただき、かけがえのない家族の健康に役立てていただければ、これに勝る喜びはありません。

櫻岡怜子

糖尿病専門女医が教える妊娠と糖尿病　目次

〔第3章〕　糖尿病の人が妊娠すると……

糖尿病合併妊娠の病態を知ろう

〔第4章〕　食事療法とインスリン――糖尿病の治療とは

［第1章］

子どもへの悪影響も……
意外と知られていない
「妊娠と糖尿病」の関係

世界で増加する糖尿病患者

皆さんは「糖尿病」に対して、どのようなイメージをもたれていますか。甘いものの食べ過ぎでかかる、尿に糖が混じる、生活習慣病の一つ、といったところでしょうか。

いずれにしても、妊婦さんとはそれほど結びつかない病気のように思っている方が多いと思います。実は「妊娠中だからこそ、なりやすい糖尿病」があるのです。残念ながらこのことは、一般的にあまり知られていません。妊娠が分かってから、数々の検査を受ける中で初めて判明するケースが多く、それゆえ事前知識がないことがほとんどです。

まさに寝耳に水で「糖尿病です」と言われ、頭が真っ白に……。そんなプレママ（初めて妊娠した人もしくは、もうすぐママになる人を指す）がたくさんいらっしゃるのが実情です。マタニティライフは、新しい生命を宿すという女性としての喜びに浸る一方で、無事、元気に産まれてくるだろうかと、なかなか落ちつかないものです。体のどこも悪いところはなくても気分がすぐれず、食欲が落ちたかと思えば自制がきかないほど食べ過ぎるなど、妊娠中は精神的にも不安定になってしまうものです。そんなときに糖尿病と告げられたら、気分は沈むばかりでしょう。

私が院長を務めるクリニックには、産婦人科から紹介を受けた糖尿病の疑いがある妊婦さんが毎月何人もいらっしゃいます。まったく予想していなかった、よく知らない病気にかかり、自分や赤ちゃんはどうなってしまうのか、次から次へと不安が押し寄せ、困惑した面持ちで診察室に入ってくる方が大半です。そうした様子を見るたびに、なんとかしたい、年齢、性別を問わず多くの人にこの病気のことを知ってほしいという思いが募りました。確かに糖尿病は中高年世代に多く、超高齢社会の日本においては国民病ともいわれています。しかし、女性だから、若いから、かからないというわけではないのです。

国内の糖尿病患者推計は、予備群も含め２０００万人台に達しています。また、世界の糖尿病関連団体が加入している国際糖尿病連合（ＩＤＦ）が、２０１９年に発表した糖尿病人口によると、**全世界で４億６３００万人**もの人がかかっているとのことです。これは**成人人口の９・３%、11人に１人**がかかっている計算になります。このままいけば**２０４５年には７億人**に達するともいわれ、世界規模で患者数の増加が問題となっています。このように糖尿病は全世界で有病者減に取り組むべき疾患と認識されているのです。

今までも先進国を中心に、糖尿病患者やその予備群を減らすべく、さまざまな予防策を講じてきました。治療法も発展し、血糖値を下げる薬の開発が進んだことで日本国内では病状や重症度に合った、きめ細やかな治療計画が立てられるようになりました。また、医療従事者向けのガイドラインは、適切な治療が行えるよう頻繁に改訂されています。

ただ、ガイドラインや予防策などで想定している主な対象は、患者数が特に多い中高年の男性です。彼らが糖尿病になる原因で最も多いのが、食べ過ぎや糖質のとり過ぎによるもので、妊娠による体の変化でかかる妊婦さんの糖尿病とは、発症の機序（メカニズム）が違うのです。残念ながらこうした情報の周知や啓発活動は、妊婦さんや女性へ向けてほとんど実施されていない状況です。


妊娠糖尿病と診断される割合は1割前後といわれています。日本の糖尿病患者の実に**9割以上が、生活習慣を背景とする2型糖尿病**であるため全体の中では少数です。しかし、患者数と病気がもたらす深刻さが比例するわけでは決してありません。

私が、妊娠中における糖尿病を医療者も妊婦さんももっと重要視し、早期発見、早期治療に努めてほしいと声を大にして言いたいのは、妊婦さん自身だけではなく赤ちゃんにも影響を与え、人生設計が変わる可能性があるからです。

どんな影響が及ぶのか、そもそも妊娠中に糖尿病を発症するとはどういうことか、食事療法や治療法など、第2章以降に詳しく記します。まずは、私が担当した症例や私自身の経験を紹介しながら、本書で伝えたいことをポイントとしてまとめていきたいと思います。

症例1：妊娠糖尿病①

35歳でプレママになったＡさん。産婦人科で検査を受けたところ糖尿病内科を受診するよう指示を受け、来院されました。

Ａさんは「初めての出産で血糖値が高くなり不安です。先生、どうしたらいいでしょうか」と戸惑っておられました。

聞けば、今まで健康診断では血糖値を測る指標ＨｂＡ１ｃ（ヘモグロビン・エーワンシー）が5・5％を上回ったことはないとのこと。それが妊娠初期の尿検査で尿糖が陽性だったので、産婦人科医から糖尿病内科を受診するように言われ、気が重くなり、つわりで落ちていた食欲がさらになくなったと話します。

またAさんは、糖尿病は太った人がなるものだと思っており、細身の私がどうしてと信じられない様子でした。しかも妊娠が分かってから健康管理に十分気を使い、極端な体重の増加もなく、御自身としては順調なつもりでいた矢先の糖尿病の診断でした。

私は、妊娠すると誰でも血糖値が上がりやすくなることを説明しました。

「**妊娠7週頃から、子宮には胎盤がつくられてきます。**胎児は胎盤を通して、へその緒から酸素や栄養素をもらい成長していくのですが、胎盤は単にお母さんと胎児をつないでいるだけでなく、妊娠を継続させるために、ホルモンを分泌しています。**そのホルモンの作用で、血糖値が上がってしまう**のです。ですから血糖値が高くなるのは、Aさんのせいでは決してないんですよ」

これを聞き、安堵したのかAさんは涙をこぼしました。私は続けて、身内の方に糖尿病

［図表1］正常型・境界型・糖尿病型の血糖値とHbA1cの関係

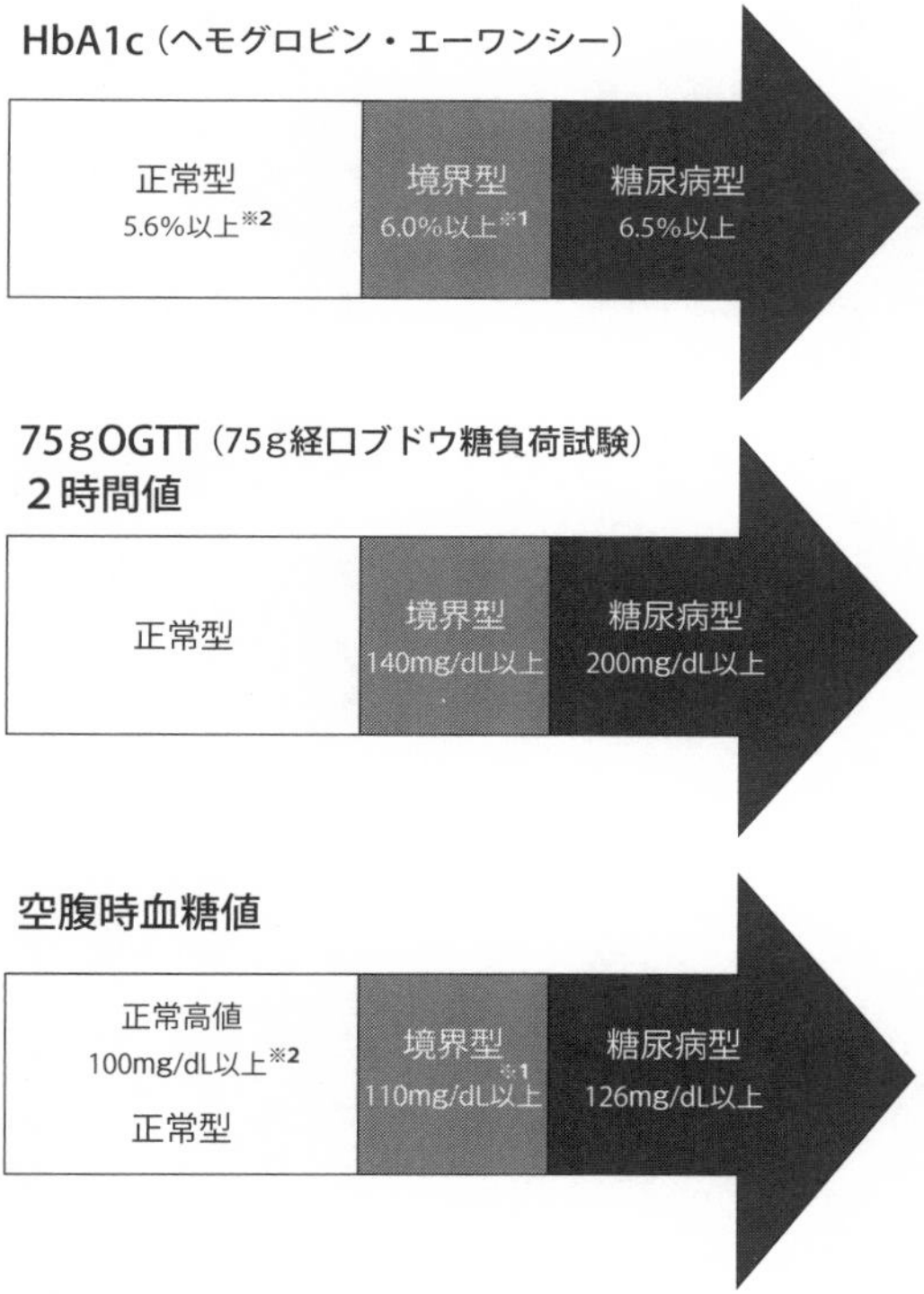

※１：空腹時血糖値が110～125mg/dLの方、HbA1cが6.0～6.4%の方は、「糖尿病の疑いが否定できない」グループとなり、75gOGTTの検査を推奨します。
※２：空腹時血糖値が100～109mg/dLの方、HbA1cが5.6～5.9%の方は、「将来糖尿病を発症するリスクが高い」グループとなり、特に高血圧・脂質異常症・肥満などがある方は75gOGTTの検査を受けるのが望ましいです。

出典：国立国際医療研究センター　糖尿病情報センターのサイト記事
「糖尿病予備群といわれたら」2019年11月20日改定版より

を患っている方がいらっしゃるか聞いたところ、Ａさんの父方の祖母が糖尿病だということが分かりました。必ずしも遺伝するわけではありませんが、**血糖値が上がりやすい体質を受け継いでいる場合があるため、痩せていても糖尿病になり得る**のです。

もともと勉強家で、努力家でもあるＡさん。受診後は食事内容を見直し、治療に前向きに取り組み、無事、丈夫な赤ちゃんを出産しました。産後の血糖値は妊娠前と同程度まで下がり、正常範囲になりました。今では母子ともに健やかに過ごされています。

〈ポイント〉

□妊娠糖尿病は妊娠後に血糖値が上がるために発症する
□妊娠後は誰でも血糖値が上がりやすくなる
□胎盤から分泌されるホルモンが、血糖値上昇に関わっている
□痩せていても、糖尿病になり得る
□身内に、糖尿病にかかった人がいると、本人もかかりやすい

［図表2］ 1日の血糖値の変化

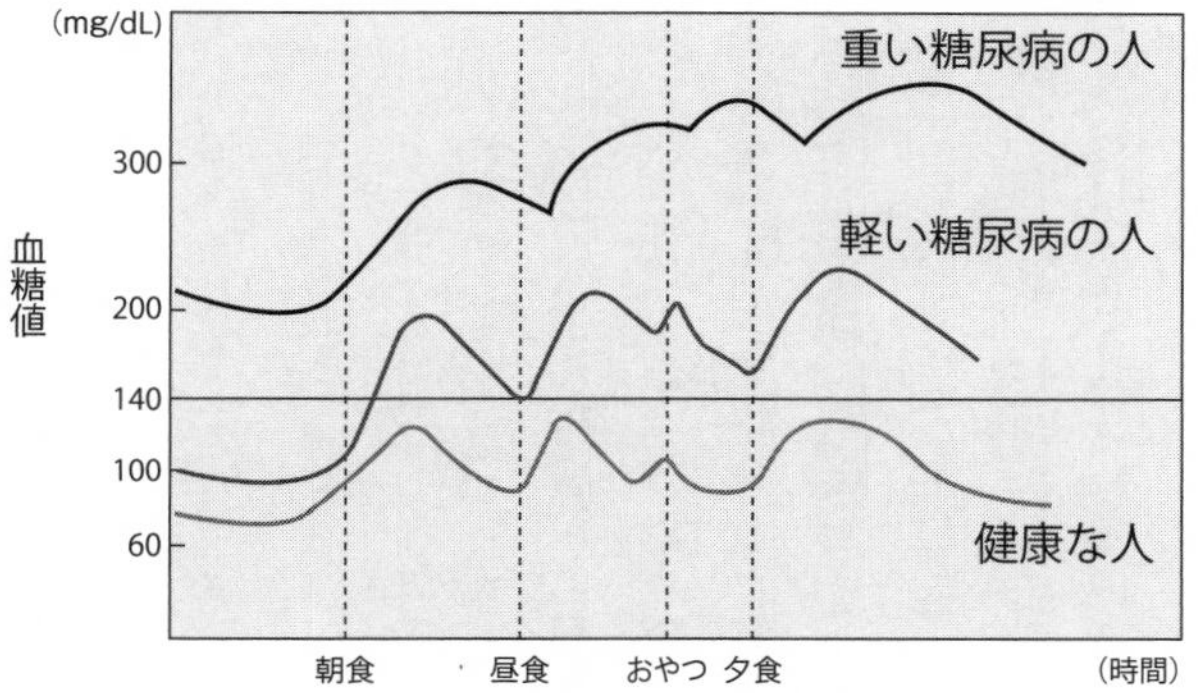

出典：日本糖尿病学会編「糖尿病治療の手びき」より

症例2：妊娠糖尿病②

症例1のAさんと同様、妊娠糖尿病と診断されたBさん。食事開始から2時間後の血糖値を測ったところ、朝食後、昼食後、夕食後ともに**正常範囲（70～140㎎／dℓ）**を大きく超えていました。血糖値は食事に合わせて、一日に3回のアップダウンを繰り返します。

Bさんの場合、できるだけゆるやかにする治療（血糖コントロール）が必要な状態でした。

ところがBさんは、数値は高いものの自覚症状がないため、治療の必要性を感じていない様子。そこで「もし治療せずにいると、流産や早産、死産のリスクが高くなってしまいます。また、生まれてくる赤ちゃんが低体重児や巨大児となる可能性があり、生まれながらに合併症をもっているケースも起こり得ます」と説明し、治療に納得してくれました。

妊娠糖尿病の治療には、血糖値が上がりにくい食材や食べ方など、食事そのものを見直すことから始めます。方法の一つに、1日の食事を6回に分けてとる「分食」というものがあります。これは1回に食べる量が少ないため、血糖値が急に上がるのを防げるのですが、Bさんは、臨月までできるだけ仕事を続けたいと考えており、6回の食事時間がとれそうにありませんでした。そこで食事回数を朝・昼・夕の3回食のまま、食事前に、インスリン注射をして血糖コントロールする治療を提案しました。

「注射ですか……痛そうだし、ちょっと怖いです」とBさんの表情が硬くなります。
「皆さん、最初はそうおっしゃいますが、インスリン注射の針はとても細いので、想像より痛くなく、すぐ慣れたという方がほとんどなんですよ。それに食事の量を減らすといったストレスが少なくてすみ、血糖値のコントロールがしやすくなります」と説明しても、まだためらっていらっしゃいました。

「飲み薬で血糖値をコントロールできればいいのですが、今のところ妊婦さんが安全に使える飲み薬がないのです。その点、インスリン注射は妊婦さんにもお腹の胎児にも安全な製剤がありますので、安心して使えますよ」と、お話ししたところで赤ちゃんのためだから、と納得がいったようでした。

Bさんは出産時まで御自身で毎日、インスリン注射を行いました。最終的には、**食後２時間の血糖値が目標（１２０㎎／㎗以下）**を下回るまで良好にコントロールでき、無事にかわいい男の子を出産されました。

〈ポイント〉

□妊娠糖尿病を適切に治療しないと、流産や早産、死産のリスクが高くなる
□妊娠糖尿病を適切に治療しないと、低体重児や巨大児の可能性がある
□妊娠糖尿病の治療は、食事の見直し(食事療法)とインスリン注射がある

□インスリン注射に使われる製剤は、母体や胎児への安全性が確立されているものが使われる

症例3：糖尿病合併妊娠

42歳で妊娠したCさんは、32歳のときに糖尿病と診断されていました。血糖値だけでなく、血圧も高い状態でした。

「先生、私は赤ちゃんが欲しいのですが無事に元気な赤ちゃんを産めるのでしょうか」と不安な様子でした。

糖尿病にかかっている方の妊娠を糖尿病合併妊娠といい、母体や胎児に健康上の問題が起こらないよう慎重に対処していく必要があります。

Cさんは、御自身が糖尿病であることを理解されており、妊娠・出産時には血糖値が乱高下せず良好にコントロールされ、正常範囲を維持することが大切だとよく理解されていました。そして、パートナーの方の協力も得て、血糖値が正常範囲に近いところまで落ち

ついてきたタイミングで、計画的にお子さんをもうけていただきました。

中には、妊娠をきっかけに糖尿病であることが分かったというケースもあります。その場合、糖尿病とはどんな病気かを一から勉強しなければならず、覚悟もできていないので精神的な負担は相当なものです。

通院時のＣさんの血糖値は、比較的落ちついていたとはいえ、出産までは気が抜けません。

糖尿病合併妊娠では、腎機能が低下しやすく、その影響で早産（妊娠22～37週未満に出産すること）や、妊娠高血圧症候群（妊娠後期に見られる、高血圧とタンパク尿を主とする全身の疾患群の総称。妊娠中毒症ともいう）といったリスクがあります。

また、早産になれば赤ちゃんにも、生まれたときから脳や眼の網膜、呼吸器、血管等に疾患をもっている新生児合併症というリスクが生じます。これはなんとしても避けなければなりません。

高齢出産でもあるＣさんには、血糖値と血圧の管理、そして腎臓の機能を悪くしないようにきめ細やかなフォローを行いました。御自身も血糖値や血圧を上げないための食事を心がけ、早産にもならず元気な男の子が生まれました。

〈ポイント〉
□糖尿病にかかっている方の妊娠を糖尿病合併妊娠という
□糖尿病合併妊娠は、妊娠糖尿病よりも血糖値が高くなる傾向があり、厳しく管理する必要がある
□高血圧症の合併や、腎機能が低下しやすく、早産のリスクもある
□早産になると赤ちゃんにも新生児合併症のリスクがある
□血糖値だけではなく、他の生活習慣病も管理する必要がある

症例4：不妊

3回の流産を経験されているDさんは、10代から太り気味で最初の妊娠時から血糖値がずっと高い状態が続いていたそうです。今回も、検査の結果はＨｂＡ１ｃが７・０％を超

えており、今までも正常値になったことがないとのことでした。また、ＢＭＩ（体重と身長から算出する肥満度を表す体格指数）が30を超え、肥満による糖尿病であることは明らかです。

「残念ですが、糖尿病は不妊や流産の原因になりえます」とお話しすると、

「分かってはいるのですが……なかなか痩せられないのです」とＤさんは、泣きながら訴えます。

妊娠を継続するには、まず血糖値を下げなければなりません。Ｄさんの場合は肥満が高血糖の原因ですので体重を落とすことは絶対条件です。一般的な目安として、**妊娠可能な血糖値はＨｂＡ１ｃが７・０％未満**とされています。Ｄさんは毎回、７・０％を超えた状態で妊娠しており、そのために流産に至ってしまったと考えられます。

赤ちゃんが欲しい気持ちは人一倍あるのですが流産を繰り返してしまい、とても心を痛めていました。これ以上、そんな苦しみを味あわせるわけにはいかないと思った私は、心を鬼にしてダイエットを勧めました。

Ｄさんは、これまで食事を抜いたり、単品だけしか食べなかったりと極端な食事制限に

よるダイエットに取り組み、体重が少し落ちては、すぐリバウンドするということを繰り返していたそうです。このような方法では、必要な栄養素が不足してしまい体を壊す原因になるだけではなく、将来の赤ちゃんにも十分な栄養が行きわたらなくなる恐れがあります。

そこで、私の診療経験に基づいた食事療法を指導しました。その結果、半年後には５kgの減量に成功。ＨｂＡ１ｃも６・０％台へと低下したのです。このタイミングで４回目の妊娠をし、無事に出産することができました。

〈ポイント〉

□糖尿病は不妊や流産の原因になり得る
□肥満を背景とした糖尿病は、減量して血糖値を下げる必要がある
□妊娠に適した血糖値の目安は、ＨｂＡ１ｃ７・０％未満
□減量や血糖値を下げるために、極端な食事制限に走るのは危険
□御自身と赤ちゃんのために必要な五大栄養素をしっかりとることが大事

この章の最後に私の経験をお話しします。私は32歳で息子を妊娠し、妊娠糖尿病と診断されたのは妊娠20週のときです。当時は大学病院に勤務しており、朝から晩まで忙しく働いていました。

私の母方は糖尿病の家系で、祖母は私が幼いころから毎日インスリン注射を打っていました。そんな姿を見ていたので、糖尿病は身近な病気でした。もっとも子どもの頃は、その体質を受け継いでいる可能性があるなどとは、つゆほどにも思っておらず、学校を休んだ記憶はほとんどないほど健康に育ち、テニスに明け暮れた青春時代を送っていました。

しかし、今になって思えば、当時から兆しはあったのです。例えば、テニスをしているときなどに足がつりやすかったり、食後に強い眠気を感じたりしていたのです。当時はさして気にせず、親に相談するようなこともありませんでした。ただ、心のどこかで違和感があったのを覚えています。今なら、足がつったり眠くなったりするのは、食後の血糖値が高くなっているサインだと分かりますが、このメカニズムを知ったのは、糖尿病専門医になってからでした。

血糖値自体は、毎年の健康診断では異常はなく、妊娠前も、ＨｂＡ１ｃは４・９〜５・２％台で正常範囲内でした。

血糖値の検査には、空腹時に測るもの、食後に測るものなどがあり、健康診断では空腹時のみが検査の対象です。もし妊娠前に、食後の血糖値を測っていたら妊娠糖尿病になる前に対処できたかもしれないのですが、当時の私は空腹時の結果だけを見て心配ないと楽観的にとらえていたのです。

妊娠初期に行う血糖値の検査に75ｇＯＧＴＴ（75ｇ経口ブドウ糖負荷試験）があります。これは糖入りのジュースを飲んでから2時間後の血糖値を測る検査で結果は１８０㎎／dℓ。診断基準を大きく超えていました。この結果を見て冷や汗が出たのを覚えています。

ここまで読み、不安になった方がいるかもしれません。ですが、必要以上に恐れないでください。きちんと予防し、もしかかっても適切に治療すれば無事に出産できるのです。次章から原因と治療法を詳しく説明していきます。

［第2章］

妊娠糖尿病の病態を知ろう！

糖尿病とはどんな病気？

糖尿病は、血液中のブドウ糖濃度（血糖値）が高くなることで、全身にさまざまな悪影響を及ぼす病気です。ブドウ糖自体は、人間が生命活動をしていくうえで欠かせないエネルギー源ですが、血液中のブドウ糖が過剰になると細胞や組織を傷め、いろいろな臓器に障害を与えます。

ブドウ糖は、ほとんどを食事から摂取します。エネルギー源になる栄養素には炭水化物、脂質、タンパク質がありこれらをまとめて三大栄養素と呼びます。中でもエネルギー源として重要なのが炭水化物で、消化・吸収の過程でブドウ糖となり血液によって肝臓へ運ばれ、肝臓から全身へと送られます。したがって、炭水化物たっぷりの食事をとれば、血液中にブドウ糖がたくさん溶け込むことになります。一般的に、非糖尿病（糖尿病ではない）の方が1回の食事を摂取した際に上昇する**血糖値のピークは平均40～50分**とされており、**3回の食事を摂取するたびにこのサイクルを繰り返します。**ただし、高くなるといっても健康な人であれば一定の範囲内での変動であり、健康状態を悪くすることはありません。なぜなら、インスリンというホルモンが、血液中のブドウ糖をスムーズに細胞に運び、エネルギーとして利用したり、貯蔵したりする役割を担っているからです。この働きによって、健康体であれば血液中のブドウ糖がいつまでも多い状態にはならないというわけです。

インスリンはすい臓のベータ細胞内でつくられます。食後など、体内にブドウ糖が増えるときは、インスリンもたくさん分泌され、血中のブドウ糖をどんどん細胞へと送り届けます。また、食事で取り込んだブドウ糖の余剰分は、肝臓内にグリコーゲンとして蓄えられます。そして血液中のブドウ糖が消費され不足すると、肝臓は貯蔵していたグリコーゲンを分解し、ブドウ糖として血中に放出します。このときに指令を出すのもインスリンの役割です。血液中のブドウ糖が過剰なときには利用を促し、不足しているときには補う、インスリンのこうした作用により、健康な人の血糖値は一定の範囲に保たれるというわけです。

ところが糖尿病にかかると、インスリンの分泌量が減ったり、作用が弱くなってしまったりして、調整が効かなくなります。その結果、ブドウ糖が血液中にとどまり、血糖値が高いままの状態になってしまうのです。

この状態を「高血糖」といい、慢性化することで糖尿病を発症してしまうのです。

糖尿病かどうかは、あくまで血液検査で得られる血糖値の結果で診断されます。

血糖値は、mg／dℓという単位で表されます。**健康な人では、食事をして血糖値が上がっても１４０mg／dℓ未満**でおさまります。

糖尿病のタイプ

糖尿病には大きく４つのタイプがあります。

①１型糖尿病

すい臓にあるベータ細胞（インスリンを分泌する細胞）が破壊され、インスリンの分泌が低下するタイプです。発症の原因はまだはっきりしていませんが、本来、細菌やウイルスなどの外敵から体を守るシステムである抗体が、すい臓のベータ細胞を壊し、起こるのではないかと考えられています。

［図表３］ 糖尿病の分類

１． １型（すい臓ベータ細胞の破壊、通常は絶対的インスリン欠乏に至る）

A. 自己免疫性

B. 特発性

２． ２型　インスリン分泌低下を主体とするものと、インスリン抵抗性が主体でインスリンの相対的不足を伴うものなどがある

３． その他の特定の機序、疾患によるもの

A. 遺伝因子として遺伝子異常が同定されたもの

①すい臓ベータ細胞機能にかかわる遺伝子異常

②インスリン作用の伝達機構にかかわる遺伝子異常

B. 他の疾患、条件に伴うもの

①すい外分泌疾患

②内分泌疾患

③肝疾患

④薬剤や化学物質によるもの

⑤感染症

⑥免疫機序によるまれな病態

⑦その他の遺伝的症候群で糖尿病を伴うことの多いもの

４． 妊娠糖尿病

出典：日本糖尿病学会 糖尿病診断基準に関する調査検討委員会：糖尿病の分類と診断基準に関する委員会報告（国際標準化対応版）. 闘病病 55:490.2012 より

1型糖尿病は、食事や運動といった生活習慣や、肥満とは直接関係がなく、多くの場合、突発的に発症するのが特徴です。どの年齢でも起こりますが、好発年代は小児や若年層です。ただし、成人以降でも徐々にすい臓のベータ細胞が破壊され発症することはあります。国内患者の割合は、**糖尿病全体の2~3%程度**です。1型糖尿病はインスリンが体内で作られないため、生涯にわたり注射等で外部からインスリンを補わなければなりません。発症したら速やかに治療を受けないと命に関わります。

②2型糖尿病

いわゆる生活習慣病と呼ばれる糖尿病は、この2型糖尿病を指し、**国内の糖尿病患者の9割以上がこのタイプ**です。原因には偏った食生活や運動不足などの生活習慣、ストレス、加齢などのほか、遺伝によるものがあります。親兄弟で糖尿病にかかっている人がいると、そうでない人よりも発症リスクが高くなります。

具体的な理由は以下の3つが考えられます。

(1)肥満によって増えてしまった脂肪細胞から分泌される、インスリンを邪魔してしまう物質（インスリン抵抗性物質）によって血糖値が上昇してしまう。

(2)御自身のすい臓から分泌されているインスリンが追いつけないほど、暴飲暴食（間食）をし続け、結果的にインスリンが相対的に少なくなり、血糖値が上昇してしまう。

(3)若いときに、暴飲暴食によってすい臓から分泌されるインスリンを駆使し続けたことによって、徐々にすい臓が疲弊し、分泌されるインスリン量が相対的に低下し、結果的に高血糖になってしまう。

これらが大方の2型糖尿病の原因と考えています。2型糖尿病は気がつかないうちに発症し進行していきます。病状が進むにつれ、合併症（第3章参照）にかかりやすくなります。しかし、糖尿病と診断されたときには発症してすでに何年も経っている場合が少なくありません。

治療はまず、食事療法と運動療法を行い、それでも血糖値が改善しない場合に薬物療法が検討されます。早期のうちに発見し、治療を開始できれば合併症を防ぎ軽症でとどめることは可能ですが、病歴が長くなるほど血糖コントロールが難しくなり、薬の量や種類が増えていく傾向にあります。

③その他

癌や肝硬変、すい臓癌によるすい臓全摘、薬剤性、感染症、特異的な遺伝から2次的に生じた糖尿病。

④妊娠と関連した糖尿病

妊娠中に、インスリンの作用が胎盤から戻されるホルモンによって血糖値が上昇する場合**（妊娠糖尿病）**と、妊娠前または妊娠中に糖尿病と診断された場合**（糖尿病合併妊娠）**があります。

妊娠による体の変化から発症する糖尿病は、糖尿病患者全体の中での割合は高くはありません。しかし生まれてくる赤ちゃんや、母体の健康に大きく影響するので、妊婦さんはもちろん多くの人に知っておいてほしい病気です。

妊娠すると糖代謝に異常が起こりやすくなる

妊娠糖尿病と診断されると、多くの方は「今まで、糖尿病と言われたことはなかったのに……」などと、意外だといわんばかりの反応を示します。

2型糖尿病の場合、健康診断を定期的に受け、血糖値を把握していればライフスタイルを見直すなどして発症を防ぐことは可能です。対して妊娠糖尿病は、妊娠により起こる病気なので、数カ月という短期のうちに血糖値が上昇するのを特徴とします。そのため冒頭のような反応も無理はないのです。妊娠すると、生体を調節するホルモンの分泌が大きく変化します。たとえ妊娠前の血糖値が正常範囲であっても、この自然な生体の変化により妊娠糖尿病を発症してしまうことがあるのです。

この原因は胎盤にあります。

胎児とママを結ぶ胎盤からさまざまなホルモンが分泌され、胎児は、ママから栄養をもらったり、血液や水分を循環させて不要物を排出したりできます。

胎盤は、胎児が元気に育つために、重要な役割を果たす器官。お腹の中で胎児が酸素や栄養を受け取ることができるのは、胎盤のおかげです。そして、胎盤は胎児にエネルギー源を与えるため、常に十分な糖を必要とします。そのため、血糖を上昇させる**hCGというホルモン**が胎盤から分泌されます。これにより、妊婦さんは血糖値が高くなりやすく、インスリンの作用が効きづらい状態になるのです。妊娠前にはなんら血糖値に問題のなかった方でも、妊娠後はインスリンの働きが悪くなってしまい血糖値が上がってしまうのです。

とはいえ、血糖値が高くなったら即、妊娠糖尿病というわけではありません。診断には、75g経口ブドウ糖負荷試験（75gＯＧＴＴ）という糖をとった直後にどのくらい血糖値が上がるかを調べる検査を行います。そして一定基準を超えた場合、妊娠糖尿病と診断されます。第４章で詳しく説明します。

こうした変化は妊娠後徐々に起こり、妊娠中期から後期にかけては妊娠糖尿病に最もなりやすい時期といえます。しかし、過度に怖がらないでください。妊娠していないときに血糖値が正常範囲だった人であれば、妊娠糖尿病にかかっても適切な診断と治療を受けることで、出産後にほとんどが血糖値は元に戻ります。**妊娠糖尿病は妊娠による一過性の糖代謝異常であり、その点が慢性病である1型、2型糖尿病とは違う点**です。

かといって、「出産後に治るなら、なにもしなくていいんじゃないか」と甘くみてはいけません。なぜなら妊娠糖尿病にかかったときの治療や生活習慣の見直しがうまくいかなければ、慢性の糖尿病に移行するリスクがあるだけでなく、自身にも胎児にも悪影響が及ぶ恐れがあるからです。

私自身、妊娠糖尿病と診断され、息子を低出生体重児（2500g未満）で出産しました。初産のため予定日を超えて産まれてくるのだろうと思っていたら、予定日より2週間も早く産まれてしまったのです。そんな経験もあり、皆さんには妊娠糖尿病が母体や胎児に及ぼす影響を知っていただきたいと強く思っています。

妊婦さんのリスク：流産や早産、死産、難産など

血糖値が高いまま出産に至ると、母体にも胎児にもさまざまな合併症のリスクが高くなります。

血糖値が高いとは、血液中の糖の濃度が高いことを意味します。水に砂糖を入れて煮詰めるとドロドロ、ベタベタになるように、糖が多い血液は血管の中をサラサラとスムーズに流れにくくなります。また、高血糖の状態は体のさびとも呼ばれる活性酸素が作られやすく、血管を傷つけてしまいます。妊娠の継続や出産には、体内のさまざまなホルモンが関わっており、これも高血糖によりバランスの乱れが顕著になります。程度によっては**流産**（妊娠22週未満に妊娠が終了すること）や**死産**（胎内で死亡してしまった胎児を娩出すること）、**早産**（妊娠22～36週までの出産のこと）といった深刻な事態を招きかねません。

　高血糖が引き起こす母体のトラブルでよく知られているものに、**妊娠高血圧症候群**や**羊水過多症**があります。いずれも、母体のみでなく胎児にも奇形などの影響を及ぼす合併症のリスクが高くなります。主に妊娠20週以降、産後12週までに高血圧（血圧１４０／90㎜Ｈg以上）を発症した場合、妊娠高血圧症候群と診断されます。羊水過多症は羊水（赤ちゃんが浮かんで発育する胎児を守るための液体）が異常に増え、子宮を圧迫するなど母体に負担がかかる状態で、切迫流産（流産が差し迫った状態のこと）のリスクも高くなります。

そのほか、血糖を調節するホルモンやインスリンの分泌に乱れが生じ低血糖になると、ふらつきや吐き気などの症状がでるほか、重症になると意識を失うことがあります。

血糖値が高いと、出産時にも悪影響を及ぼします。

母体のへその緒を通じて胎児へも高血糖状態の血液が供給、循環され、巨大児になることがあります。この場合、産道に裂傷を負ったり、難産になったりする可能性が高くなります。難産で特に多いのは、胎児の肩がつかえて出てこなくなる肩甲難産と呼ばれるものです。また、母体や胎児が骨折する事態も起こり得ます。自然分娩が困難になり、急遽帝王切開に切り替えざるを得なかったケースがあります。

そのほか、網膜症や腎症といった妊娠とは関係なく起こり得る糖尿病の合併症にも注意が必要です。

赤ちゃんのリスク：巨大児、低血糖、小児の糖尿病など

妊娠糖尿病が胎児に及ぼす影響で、最も懸念されるのが出生時の体重が、**４０００g以上**の巨大児です。出産時に難産になる可能性が高くなり、新生児にも分娩時に負担がかか

り、頭血腫（出産時に胎児の頭蓋骨とそれを覆う骨膜の間がはがれ血液がそこにたまってコブができること）、頭蓋内出血（胎児の酸素が低下することによる脳の中での出血）、上腕神経麻痺（娩出時に腕の神経を損傷してしまうこと）、鎖骨骨折（首が過剰に引き伸ばされて母の恥骨に鎖骨があたって骨折すること）などを負った状態で娩出される心配があります。そのため、巨大児の場合は帝王切開になる可能性が高くなります。

巨大児とは反対に、低出生体重児として産まれる場合もあります。一般的には未熟児と呼ばれる**２５００g未満**で生まれてきた新生児を指します。これは妊婦さんが高血糖になると、胎盤に血流障害が起こり、胎児に十分な栄養が届かないことからなります。

低出生体重児は将来的に生活習慣病、特に2型糖尿病にかかるリスクが高いとされています。米国の国立衛生研究所の報告によると、低出生体重児は成人になってからの糖尿病発症率が、正常児（２５００～４０００gで生まれた新生児）の**1・27倍**だということです。これは胎児のときに低栄養に適応するよう自然に遺伝子が調節され、それが生後、裏目に出てしまい、十分な栄養が与えられると血糖値が上がりやすくなると考えられています。

［図表4］妊婦さんと赤ちゃんのリスク

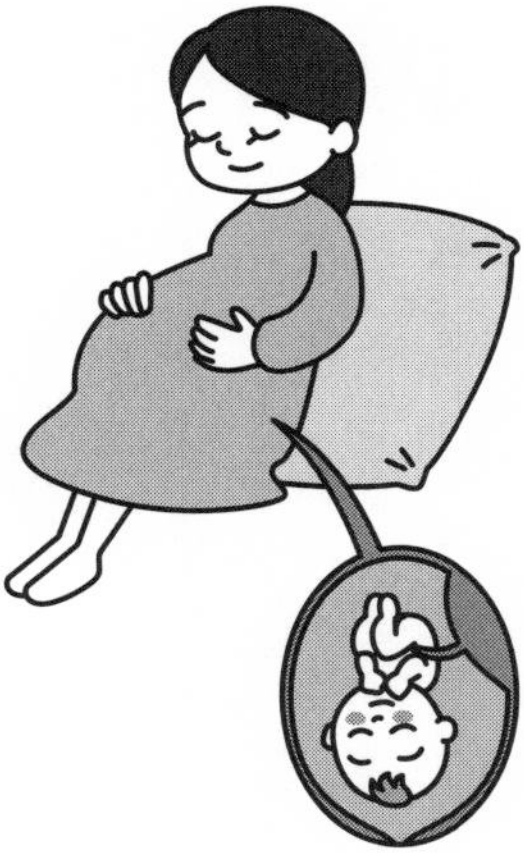

母体の合併症

流産、早産
妊娠高血圧症候群
羊水過多
感染症（膀胱炎、腎盂腎炎など）
帝王切開率の上昇
将来の糖尿病

赤ちゃんの合併症

胎児期（お母さんのお腹の中にいる間）
　巨大児
　胎児死亡
　肩甲難産
　（お産のとき、胎児の肩がつかえて
　　難産になります）　　など
新生児期（生まれて間もない頃）
　低血糖
　高ビリルビン血症
　呼吸障害　　　　　　など
小児期以降
　小児期や成人期の肥満・糖尿病、メタボリック症候群

・巨大児：出生体重が4000ｇ以上の赤ちゃんのこと
・高ビリルビン血症：生理的現象の範囲を超えてビリルビンが増える状態。病的な黄疸が現れて、脳性麻痺などを引き起こす
・呼吸障害：新生児一過性多呼吸は新生児呼吸障害の中で最も頻度が高く、肺の中に過剰な液体があるために、一時的な呼吸困難が起こって体の酸素が低くなる病気
　なお、これらは糖尿病合併妊娠の場合にもいえます。

さらに、巨大児、低出生体重児とも、胎児の段階で高血糖状態に長くさらされると、各臓器や組織の形成に悪影響が及ぶため、奇形を伴う確率が上がることが分かっています。また、低血糖や呼吸障害、多血症といった合併症にも注意が必要です。多血症とは血液中の赤血球の濃度が異常に高くなることです。血液の粘性（ねばり気）が増すため血管内をスムーズに血液が流れなくなり、細胞への酸素や栄養素の運搬に支障が出てしまいます。皮膚の色が赤黒くなる、乳の飲みが悪くなる、活動性が落ちる、けいれん発作を起こしやすくなるなどが主な症状です。

妊婦さんの7～9%。決して少なくない妊娠糖尿病

産科からの紹介で、高血糖の治療のために受診する妊婦さんの中には「妊娠すると、糖尿病になるなんて知らなかった」「血糖のことなんてこれまで気にかけたことがなかった」と言う方が月に数名はいらっしゃいます。高血糖がなぜ良くないのか、血糖値は何か、を正しく理解している人はほとんどいません。それだけ「自分はかからないだろう」「糖尿病なんて、自分には関係ない」と、ひとごとのように思われてしまっているように感じま

す。自分のお母さんやおばあさんの代の女性に聞いても「妊娠糖尿病なんて知らないわ」という反応が多いかもしれません。

しかし、皆さんが思っているほど珍しい病気ではないのです。そもそも昔は、血糖値の測定技術が発達していなかったこともあり、妊娠糖尿病であることに気づかないまま出産に至ったケースもたいへん多かったのです。妊娠糖尿病という言葉も、今以上に知られていませんでした。そして、赤ちゃんが巨大児、もしくは低体重児として生まれ、お母さんは出産後の体重が戻らず肥満となり、調べたら血糖値が異常に高く、妊娠時から高血糖だったのではと、そのときになってようやく分かることが後を絶たなかったのです。

今は検査や診断の技術が進歩し、妊娠中の高血糖が発見されやすくなりました。一般的には**妊婦さんの10〜12人に1人、7〜9%が妊娠糖尿病**になるそうです。ある試算によれば、妊婦さん全員に75g経口ブドウ糖負荷試験（75gＯＧＴＴ）を行うと、12%強に妊娠糖尿病があるともいわれています。つまり、なんらかの事情で妊婦検診を受けていないなどのケースも含めれば、8〜10人に1人は妊娠糖尿病であるという見方もできるわけです。

さらに、妊娠糖尿病の診断基準は満たしていないものの、血糖値が正常値を超えている高血糖状態の人、すなわち予備群まで含めると、もっと割合は高くなるでしょう。「私には関係ない」とはいえないことが、お分かりいただけると思います。妊娠が分かったときに、産科医や医療機関から手渡される資料などに、妊娠糖尿病について触れているものがありますが、妊婦さんが気をつけるべき健康上の留意点はほかにもあり、血糖値ばかりに時間をかけられないという事情もあるのでしょう。そのため私は病気のことを一からお話しすることにしています。

日本人はそもそも、糖尿病にかかりやすい

欧米では、日本人では考えられないほど太っている人をよく見かけます。そのために、欧米人のほうが糖尿病にかかりやすいのではと思うことでしょう。

ところが、**欧米人より日本人のほうが、圧倒的にリスクが高い**のです。なぜなら欧米人は日本人に比べ、脂肪がたくさん作られやすい体質だからです。というのも、脂肪が多くつくられるということは、それだけインスリンの働きが良いといえます。食事でふんだんに糖質をとっても、インスリンが十分に分泌され、しっかり作用するのですみやかに脂肪

に変えることができるわけです。つまり、欧米人は糖が血液中にだぶつきにくいつまり糖尿病になりにくいということなのです。

これに対し日本人は、体質的に欧米人よりインスリンの分泌量が少なく、余剰のブドウ糖を脂肪に変えられないため、血糖値が上がりやすく糖尿病になりやすいと考えられるのです。なお、この傾向は日本人だけでなく、アジア人全体にいえます。

これには、民族のルーツの違いが関わっていると考えられています。というのも、狩猟民族をルーツとする欧米人は、農耕民族をルーツとする日本人に比べエネルギー源である糖を取り込み脂肪として貯蔵する力が、大きいといわれているのです。

日本人は古来、穀物中心の低脂肪低カロリー食が中心でした。そのため、日本人の遺伝子には、過剰摂取したエネルギーを処理する能力はあまり求められなかったのです。その代わり、少ないエネルギーでも生き残れるよう燃費の良い体質になったと推察されます。それにもかかわらず、戦後日本は食の欧米化が進んだため、高カロリーかつ糖質と脂質の多い食生活になってしまいました。インスリンの分泌量が少ない日本人が、欧米型の食事を好むようになれば糖尿病が増えるのは当然ともいえるでしょう。

現代女性はリスクが高い

焼き魚、豆腐、野菜の煮物、味噌汁、ご飯……今から50年ほど前の日本の食生活は、糖質や脂質が少ない和食が中心でした。しかし１９７０年代になると、ファストフードやファミレスなどが登場し、食の欧米化が進んでいきました。糖尿病、高血圧、脂質異常症といった生活習慣病は国内では80年代から問題となり、２０２１年の現在では患者数を減らすため、国を挙げた対策がなされていることは周知の事実です。

現在の20～30代の女性は、飽食の時代の真っただ中に生まれ、子どもの頃から欧米化された食生活が当たり前のようにあるという世代です。スナック菓子やスイーツを食べ慣れていて、好きな食べものにもそれらの名前が挙がります。甘いもの、脂っこいものには中毒性があるため、常にないと、イライラしてしまうことも珍しいことではないのです。そんな食習慣が長ければ長いほど、いざ妊娠！となった際には手遅れということもあるわけです。もちろん、私の指導では、スナック菓子やスイーツをとってはならないという指導はしておりません。しかし、食べるタイミングや食べる量を抑えていただく努力が妊娠すると必要なのです。ゆえに、赤ちゃんがいつか欲しいと思ってらっしゃる方は、徐々に味覚の欲望を抑えておいてはいただきたいのです。

暴飲暴食がたたり肥満になると、御自身のインスリンが分泌されていてもうまく作用しないことが妊娠糖尿病の原因にもなり得ます。もちろん、すい臓の機能には遺伝という個人差がありますから、飽食の時代だからといって全員が、妊娠糖尿病になるということではないので、過度に心配する必要はありません。しかし、無関心でいるのも困りものです。現代に生きる女性は、甘いものや脂っこいものの食べ過ぎに注意することが、妊娠糖尿病だけでなく自分の体をいたわることにつながります。

痩せている家系ほど注意！

糖尿病の発症要因の一つには間違いなく肥満が挙げられます。そのため、痩せている人は「自分は絶対かからない」と思いがちです。ましてや家族や親せきに太った人がいない痩せ家系ならなおさら糖尿病は関係ないと無関心な人が多いように思います。

ところがこれが落とし穴。糖尿病は確かに太った人に多いものの、だからといって**痩せ**

ている人はかからないということはないからです。不思議に思った人は、もう一度糖尿病の発症メカニズムを思い出してください。

糖尿病は、インスリンの作用不足で起こります。先ほどの欧米人とアジア人との体質の違いでも述べましたが、インスリンががんがん働けば、とり過ぎた糖質は脂肪に変わるので肥満が進みます。でも、働きが弱ければ糖は血液中にたまっていきます。

つまり、痩せていてもインスリンの働きが悪ければ、血糖値は上がり糖尿病になってしまいます。むしろ痩せている人のほうが普段警戒しない分、糖尿病になっていても気づきにくいという怖さがあります。特に、食後短時間のうちに血糖値が乱高下する「血糖スパイク」は、健診などで空腹時の血糖値を測っても正常なのでなかなか異常が表に出てきません。

痩せているから関係ないではなく、家系に糖尿病にかかった人がいるかどうかを把握し、妊娠したら常に血糖値を気にすることが大切です。

高齢出産になるほど妊娠糖尿病のリスクは高くなる！

女性の社会進出に伴い、晩婚化、晩産化に拍車がかかっている日本。糖尿病の視点でいえば、この流れはあまり喜ばしいことではありません。

というのも、高齢になるほど、妊娠糖尿病にかかるリスクは高くなるからです。加齢は糖尿病の発症要因の一つです。加齢とともに臓器の機能が低下していくのは自然なことであり、糖代謝で使われるインスリンを分泌するすい臓も例外ではありません。すい臓も老化で機能が低下するため、インスリンの分泌も若い頃よりは少なくなっていくと考えられ、それにより病気も発症しやすくなります。

妊娠する、しないを問わず、歳を重ねるだけでもインスリンが分泌されにくくなるのですから、妊娠することで、ホルモン分泌の乱れが一層起こりやすくなり、妊娠糖尿病に至ってしまう可能性が高くなるというわけです。

現在の、**高齢出産の定義は35歳以上**とされていますし、糖尿病のことを考えても、**35歳を超えての妊娠は十分に注意をしたほうが良い**と私は考えます。ただし、それ以下の若い年代での妊娠だったら安心ということではありません。出産を控えたすべての妊婦さんに、妊娠糖尿病のことを知ってもらいたいというのが私の願いです。

また、妊娠糖尿病のリスクが気になるからといって、高齢での妊娠・出産をすべきではないという考え方でももちろんありません。糖尿病に限らず、高齢での妊娠・出産においては気をつけるべきリスクが増えていきますが、主治医ともよく相談し乗り越えていくことは十分に可能です。その一つに妊娠糖尿病があるということを知っておいてください。

妊娠糖尿病になりやすい人とは

妊娠糖尿病になりやすい方は、次のようなライフスタイルの方々であると考えています。

○野菜不足の方

普段から野菜はあんまりとらないといった食生活を続けていると、血糖値が上昇しやすくなります。野菜は食物繊維の宝庫です。食物繊維には、血糖値を急激に上昇させない魔法があります。食物繊維を先に摂取することで、食後の血糖値の上昇が緩やかになるという魔法です。ゆえに、普段から野菜を毛嫌いされる方で糖尿病になりやすい体質の方は、食後の血糖値が高くなりやすく、妊娠すると食後高血糖パターンをきたしやすくなります。なので、普段から野菜を思う存分、油炒めで摂取するのではなく、生またはゆでて摂取していただきたいのです。

○不規則な生活をしている人

就寝時間が日によって極端にずれていたり、食事を抜いたりといった不規則な生活は、ホルモン分泌に関係する自律神経のバランスを崩すもとになり、糖代謝にも悪い影響をもたらします。

自律神経は、全身に張り巡らされている、人間が自分の意思では動かせない体温調節や血液循環、消化などの身体の機能を調節します。主に緊張や興奮を司る交感神経と、主にリラックスや弛緩を司る副交感神経とがあります。この2種類の神経は、どちらかが強ければいいというものではなく、バランスをとりながら体の各臓器や組織が円滑に働くように調整しています。しかし、生活サイクルが不規則になるとそのバランスが崩れ、消化吸収のサイクルが乱れ、代謝がスムーズに行われにくくなってしまうのです。

○運動不足の人

今の日本は昔に比べ、格段に交通網が発達し交通手段が増えました。その反面、歩く機会が減り運動不足になりがちです。家の中でも、ボタン一つで済んでしまうような高性能の機械や器具がそろい、洗濯、掃除、調理などの家事における動作が簡略化されています。あまり体を動かさない暮らしに、私たちはすっかり慣れてしまっているのです。昔は意識して「運動しよう」などと思わなくても、自ずと体を動かさざるを得ない生活スタイルでした。

食事と同様に、子どもの頃から、あまり体を動かさない生活習慣が定着してしまうと、大人になってからいざ変えようとしてもなかなか難しいものです。長年にわたる消費エネルギーの少ない省エネ生活が、肥満とそれに伴う糖尿病の起因になっていることは言うまでもありません。

○ストレス過多な人

過剰なストレスを受けること自体、自律神経のバランスを乱すもとになり、ホルモン分泌に影響を与えます。またストレス発散のためについ食べ過ぎてしまうことが多くなってしまいます。現代社会はストレス社会ともいわれ、仕事や人間関係など私たちはさまざまなストレスにさらされています。これが糖代謝に悪影響を及ぼしてしまうのです。

○親兄弟、祖父母に糖尿病を患った人がいる

これまで述べてきたことに加え、家族歴があるとさらにリスクは高くなります。

近年、糖尿病に関わる遺伝子の研究が進んでおり、何種類かは見つかっています。両親や祖父母の中に、糖尿病を患った人がいると、いない人よりも発症リスクが高いことは分かっています。ただし、遺伝だけで発症のしやすさが決まることはありません。

遺伝するのは糖尿病そのものではなく、「糖尿病になりやすい体質」です。この体質の人に、食べ過ぎ、運動不足、肥満、加齢、ストレスなど複数の環境因子が加わって初めて糖尿病が発症すると考えられています。だからといって、血縁者に糖尿病を患った人が一

人もいなければ、絶対に発症しないということではありません。繰り返しになりますが、誰もが発症する可能性があるので、これまで述べてきたようなライフスタイルの人は特に注意が必要です。

また、妊娠糖尿病になりやすい人物像を挙げるとすれば、毎日長時間働き、高カロリーな外食が多くストレスを発散する時間もない生活スタイルを送っているような人でしょうか。このような人は妊娠・出産は、体力・気力で乗り切れると過信してしまいがちです。しかし、妊娠すると体にはさまざまな変化が訪れなかなか思いどおりにはならないもの。そのときになって慌てたり落ち込んだりしないように、知識をつけておくことがなによりの助けになるでしょう。

将来、2型糖尿病にかかる恐れも

妊娠糖尿病は、妊娠することによりホルモン分泌に乱れが生じ、糖を代謝するインスリンの働きが悪くなって発症する病気です。教科書どおりにいえば、こうしたホルモンバランスの崩れは、妊娠特有のものであり、出産後には血糖値が下がり、ふたたび妊娠前の状態に戻るというのが通常の経緯です。しかし、現実には出産したあともなかなか血糖値が下がらないばかりか、そのまま本格的な２型糖尿病になってしまうケースが決して少なくありません。

それには二つの原因が考えられます。

一つには、**妊娠糖尿病にかかったあとも間食をし続けた方**です。

しばしばいらっしゃるのは、生まれてきたお子さまと一緒になって間食をされてしまった方です。おやつは成長期の子どもたちの成長を補佐するための大切な時間です。しかし、成長しきった我々大人たちにとっては誘惑でしかありません。しっかり朝、昼、夕食をしっかり食べて、その間には何も食べない。これが血糖値を乱さないために大切な食べ方です。

もう一つは、**産後に標準体重に戻らなかった方**です。こちらも、産後職場復帰される方も少ないと思いますので、お子さまと一緒に食べ過ぎてしまったり、運動不足に陥って体重がどんどん増えてしまった方がいらっしゃいます。体重が増加して、適正体重（身長に見合った体重のこと）を超えてしまうと、インスリンがうまく作用しないという事象が起きます。すると結果的に、糖尿病を発症してしまうのです。

以前は、妊娠糖尿病そのものがあまり知られておらず、診断技術も発達していなかったため、妊娠糖尿病にかかってもそうと分からないまま、妊娠中を高血糖状態で過ごし、出産後に2型糖尿病へと移行してしまうケースがたくさんありました。今は血液検査で血糖値は把握できますが、治療がうまくいかなければやはり、出産以降、将来的に2型糖尿病にかかるリスクはあるということを覚えておいてください。

ブライダルチェックや妊婦検診など、血糖値をチェックする機会は増えている

少しおどかすようなことを話してしまいましたが、妊娠糖尿病を過度に恐れることはありません。昔は確かに、妊娠・出産を考えている女性が自分の血糖値を知る機会はなかなかありませんでした。しかし今は、血糖値を調べることの重要性が知られ、検査の機会が増えており、通常の職場や自治体での健康診断でも空腹時血糖は検査項目に入っています（食後高血糖の発見ができないため検討の余地はありますが）。また、昨今ではブライダル

チェックでも調べられるようになっているところが増えてきているようです。もちろん、妊婦検診でも検査の対象になります。ですから、少なくとも妊娠糖尿病を見逃される心配はまずありません。そして、適切な治療を受ければ出産後には血糖値が戻り、2型糖尿病への移行を防ぐことができます。妊娠糖尿病になった人がみな2型になってしまうわけではありませんのでご安心ください。

ただし、それには妊婦さんが正しい知識をもっていることと、食生活を見直して血糖値のコントロールを行えるようになることが重要です。繰り返しになりますが、妊娠糖尿病の治療は、医師からの一方的な薬物投与だけではうまくいかず、日頃の食事の見直しが不可欠です。

たばこは妊娠糖尿病も悪化させる

喫煙が妊婦さんや生まれてくる赤ちゃんに悪影響を与えることはよく知られています。流産や早産、子宮外妊娠、低体重児、そして乳幼児突然死症候群（ＳＩＤＳ）などは特に密接な関係があるとされています。

たばこの煙には、約４０００種類にものぼる化学物質が含まれているといわれており、メカニズムは明らかになっていないものの、こうした化学物質がインスリンの作用を妨げるよう働きかけるのではないかと考えられています。また、化学物質の多くは血流にのって全身に運ばれるため、その経路となる血管そのものもダメージを受け、糖尿病の合併症を引き起こす動脈硬化を加速化させるものと考えられます。

妊娠糖尿病も喫煙により重症化する恐れがあるため、赤ちゃんへの健康上の悪影響が大きくなるので必ず禁煙してください。

糖尿病のうえに喫煙をしていれば、妊娠出産時の母体や赤ちゃんへの影響にとどまらず、自身の寿命を縮めてしまうといっても言い過ぎではないでしょう。

［第3章］

糖尿病の人が妊娠すると……
糖尿病合併妊娠の病態を知ろう

糖尿病の本当の怖さは「合併症」に現れる！

ここまでで、糖尿病には妊娠時に血糖値が上がる妊娠糖尿病以外にも、インスリンが欠乏してしまっている1型と、生活習慣からインスリンの分泌や働きが悪くなっている２型があるとお話ししました。

1型ないし2型にかかっている人が妊娠することを「糖尿病合併妊娠」といいます。１型の場合は、子どもの頃から診断を受けており、インスリン注射などの治療を継続して受けている人がほとんどですので、妊娠して初めて自分が糖尿病であることが分かったというケースは皆無といっていいでしょう。

問題なのは、２型にかかっている方が妊娠した場合です。妊娠する前から血糖管理がうまくいっていれば妊娠後もかかりつけの産婦人科と糖尿病専門医との連携によって出産までスムーズですが、もともと血糖値が高い２型糖尿病の方は、出産まで、より厳格な血糖コントロールが必要になってきます。

本章では、糖尿病合併妊娠について、病態や症状、考えられるリスクを中心にお話しします。

その前に、妊娠している・いないにかかわらず、糖尿病にかかったすべての人が知っておかなければならないこととして、「合併症」について説明します。当然、糖尿病合併妊娠の方にも深く関係する内容です。

私は糖尿病専門医として、今まで老若男女問わず多くの方の診断をしてきましたが、そのほとんどの方が「あなたは血糖値が高めです」「糖尿病の恐れがあります」と言ってもピンとこないようです。さしたる自覚症状がないためでしょう。のどがやたら渇くなどの症状を訴える人もいますが、その段階になるとかなり重症化していることが考えられます。多くの人は、「どこも悪くないのに、どうして」と思うようです。

糖尿病で最も怖いのは、血糖値が高いという事実よりも、それによって引き起こされる「合併症」です。合併症が起こるのは、出る症状がなんであれ、根本的な要因は高血糖により全身の「血管の異常」が引き起こされることにあります。高血糖が血管を痛めつけてしまうメカニズムは、まだはっきりと解明されていませんが、今のところ有力な説の一つとして、高血糖により活性酸素が増加し、それが血管を傷つけるのではないかと考えられています。

活性酸素は、ほかの物質を酸化させる力のある酸素で、細胞伝達物質や免疫機能として働く一方、過剰に作られると細胞を傷つけるといわれています。この活性酸素が、血管の最も内側の壁を作る、内皮細胞を傷つけるとされています。内皮細胞は、血液が固まるのを防ぎ、血管の広がり方を調節することで血流をコントロールする重要な役割をもっています。このように血管が傷付き劣化すると、動脈の壁が硬くなったり、内側に脂質のかたまりがこびりついて狭くなったり、あるいはその両方が起こったりして**「動脈硬化」**が進んでしまいます。

血管は言うまでもなく、全身に張り巡らされています。つまり糖尿病になると、こうした血管の異常が全身のあちらこちらで発生してしまうというわけです。これによってさまざまな合併症が引き起こされ、じわじわと体をむしばんでいくのです。早産や死産、低体重児出産といった、妊娠出産への悪影響も、糖尿病による合併症に入ります。そのほかに

［図表5］高血糖による血管障害の仕組み

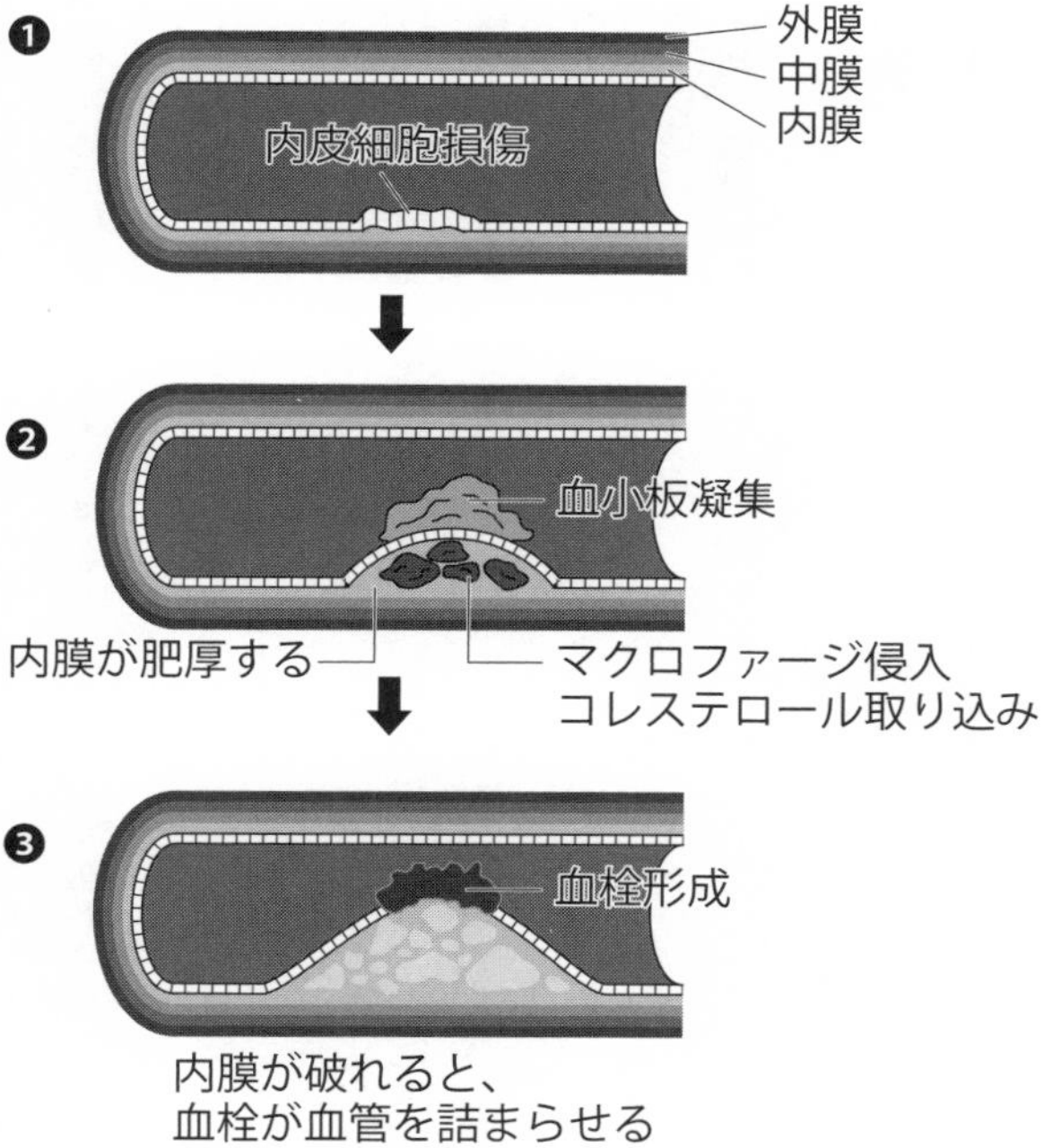

出典：日本医師会のサイト記事
「知って得する病気の知識―動脈硬化（動脈硬化症）」より

も、著しく生活の質（ＱＯＬ）を落とし、それどころか寿命をも短くしてしまいかねない合併症が、糖尿病にはたくさんあることを知っておきましょう。

恐ろしい合併症「しめじ」と「えのき」とは？

糖尿病の合併症には慢性のものと、急性のものがあります。

慢性合併症は、細い血管に見られる合併症（細小血管症）と、太い血管に見られる合併症（大血管症）の大きく二つに分けられます。これらを分かりやすく言い表したのが「しめじ（細小血管症）」と「えのき（大血管症）」です。

○しめじ（細小血管症）

高血糖の状態が長い期間にわたって続くと、体の細い血管が異常をきたし血流が悪くなります。特に、眼や腎臓、神経系といった細い血管が集中している場所に合併症が起こりやすくなります。糖尿病網膜症、糖尿病腎症、糖尿病神経障害は、糖尿病の三大合併症と呼ばれています。

し↓神経障害の「し」。

感覚が鈍ったりしびれたりします。臓器を動かす神経が障害され、排尿困難や消化不良も。転倒や筋力の低下も起こることがあります。

め↓目に生じる網膜症の「め」。

網膜に張り巡らされている細い血管に傷がつき、出血しやすくなります。悪化すると網膜剥離をきたし失明する恐れも。

じ↓腎症の「じ」。

腎臓内には糸球体と呼ばれる毛細血管が集合した組織があります。ここに傷がつき機能が低下することで、体の不要物を尿として排泄されにくくなります。悪化すると尿毒症となり、透析治療が必要になる場合もあります。

○えのき（**大血管症**）

糖尿病は太い血管の動脈硬化症を進め、狭心症や心筋梗塞、脳梗塞などの、動脈硬化性疾患のリスクを高めます。糖尿病による動脈硬化症を背景とした合併症を大血管症といいます。

え↓壊疽《えそ》（足）の「え」。

神経障害により感覚が鈍くなると、傷口から細菌が感染しても気づきにくく、治りにくいことから組織が腐ってしまいます。ひどくなると切断を余儀なくされることもあります。

の↓脳卒中の「の」。

脳に酸素や栄養を送る血管が破れたり詰まったりしやすくなります。命に関わる発作を起こしたり、一命はとりとめても後遺症で介助が必要になったりする場合があり、認知症になりやすくなります。

き↓狭心症・心筋梗塞の「き」。

冠動脈と呼ばれる心臓に栄養を送る太い血管が詰まりやすくなります。完全に詰まってしまうと心筋梗塞を起こし、一刻も早く処置しなければ命に関わります。

糖尿病合併妊娠で特に気をつけるべき合併症

糖尿病合併妊娠では、糖尿病による合併症が妊娠中に悪化する恐れがあります。また、糖尿病により血管がダメージを受けると血圧も上昇しやすくなります。妊娠中に一時的に血圧が高くなることを妊娠高血圧症候群といいますが、糖尿病合併妊娠の場合はこのリスクが増えます。

高血圧とは、簡単にいえば心臓から送り出される血液が血管の壁を押す圧です。高い状態が続くと、動脈硬化が進みやすく、全身の臓器に悪影響を及ぼします。特に知られているのが妊娠高血圧腎症で、高血圧のために腎臓が機能低下をきたす病気です。腎臓は体内の不要物を排出する尿をつくる臓器ですから、働きが悪くなると老廃物が排出されず体にたまり、胎児の機能不全など重大な合併症を起こす恐れがあります。

また、生まれてくる赤ちゃんが巨大児や先天奇形、発育遅延などとなる可能性がありまます。

母体と胎児・新生児の主な合併症は次表のとおりです。これらは妊娠糖尿病でも起こり得る合併症としてお話ししましたが、妊娠時のみに起こる妊娠糖尿病よりも、もともと糖尿病であった、またはそうだと思われる人の糖尿病合併妊娠のほうが、よりハイリスクとなります。

これだけリスク、リスクというと怖くなってしまう人もいるかもしれませんが、必要以上に恐れないでください。糖尿病を適切に治療することで、こうした合併症を回避することは可能です。治療をしなかった人に比べ、治療をきちんと受けて血糖値を良好に保てた人は、巨大児が減ったり妊娠高血圧症候群の合併が防げたりするという研究報告もあります。

［図表６］母体と胎児・新生児にもたらす合併症

母体合併症	糖尿病合併症	糖尿病網膜症の悪化 糖尿病腎症の悪化 糖尿病性ケトアシドーシス 低血糖（インスリン使用時）
	産科的合併症	流産 早産 妊娠高血圧症候群 羊水過多症 巨大児に基づく難産
胎児・新生児合併症	周産期合併症	先天奇形 巨大児 巨大児に伴う難産による分娩損傷 胎児発育遅延 胎児仮死、胎児死亡 新生児低血糖症 新生児高ビリルビン血症 新生児低カルシウム血症 新生児呼吸窮迫症候群 多血症 肥厚性心筋症
	成長期合併症	糖尿病 肥満

出典：糖尿病サイト　ノボケアCircle糖尿病アカデミーの記事
「糖尿病と妊娠」2015年６月発行より

妊娠前に、糖尿病であることが分かっている方へ

糖尿病合併妊娠は、妊娠前から糖尿病であった方が妊娠されたことをいいます。糖尿病合併妊娠のお母さんは、御自身や赤ちゃんの合併症を予防するため、準備をして計画的に妊娠をするほうが望ましいとされています。

後述しますが、一般的に糖尿病にかかっていると妊娠しにくく、流産や死産もしやすいという現実があります。そのため妊娠前から糖尿病のかかりつけ医と相談のうえ、血糖コントロールを良好にしてから妊娠にのぞむケースが大半です。

第1章で紹介したDさんの例がそれです。Dさんは肥満を背景とする糖尿病のために3回流産し、受診に来られ、血糖値管理を経て4度目に念願の赤ちゃんを授かりました。糖尿病にかかっている人が妊娠を望む場合、行うべきことを次にまとめます。

1．血糖コントロール

赤ちゃんが安全に健やかに生まれ母体の合併症を防ぐためには、妊娠前から血糖値をで

きるだけ正常範囲に近付けるようコントロールします。**妊娠前のＨｂＡ１ｃの目標値は７％未満（正常値６・５％未満）、できれば６・２％未満を目指しましょう。**

２．糖尿病合併症の検査

糖尿病網膜症などの合併症がすでに出ている場合は、治療をしてからの妊娠が望ましいでしょう。なお、**糖尿病腎症がある場合は、腎臓内科専門医との二人三脚が必要**です。妊娠中に増悪して高血圧症候群に至ると、母体や胎児に命の危険が及ぶ可能性が高くなるからです。

３．食事の見直し

肥満は糖尿病を悪化させ、妊娠中の高血圧や巨大児の原因となります。減量には必要な栄養をとりつつ、全体の摂取カロリーを抑える食事療法を行います。カロリーについては詳しくは第４章で述べます。

4．糖尿病の飲み薬を使っている方は、インスリン療法に切り替える

糖尿病の飲み薬は、胎児へ移行してしまうため妊娠中は服用できません。なので、妊娠計画が立ち次第、妊娠中の糖尿病治療で安全性が確立されている**インスリン療法に切り替えます。**インスリン療法についても第４章で述べます。

5．血圧のコントロールをする

妊娠中は高血圧も母体や胎児へ悪影響を及ぼします。**糖尿病の人は高血圧を併発しやすい**ので、血糖値と同様に血圧も管理する必要があります。なお、すでに降圧薬を飲んでいる人は、妊娠中に使用できない薬もあるため、主治医に確認し、妊娠中の高血圧治療についてよく相談しましょう。

血糖値や血圧、体重のコントロールはすべての方に必要で、血糖値が高い場合など、状況によって合併症の検査が必要になることがあります。また、高血糖であることが分かっていても、妊娠糖尿病か糖尿病合併妊娠か判断がつかない場合があります。いずれも妊娠

中は、血糖値のコントロールを行うという点では共通ですが、分娩後に再診断が必要です。
ただし、妊娠糖尿病の人でも、妊娠中の血糖コントロールが良くないと、そのまま2型糖尿病へ移行してしまうリスクがあることは前述のとおりです。出産したら血糖値も自然に元へ戻るだろうと甘く考え、妊娠中の血糖管理を怠ってはいけません。

出産は、万一に備えた体制が整っている病院で

糖尿病の妊婦さんの場合、出産が帝王切開になる可能性が健常な妊婦さんの約2～4倍高いとされています。ただし、糖尿病だからといって全員が帝王切開になるということではありません。原則は、糖尿病であっても経腟分娩です。

帝王切開はご存じのとおり、胎児や母体の状態が悪化し、緊急の出産が必要な場合や、巨大児で経腟分娩が困難と予測される場合に行われます。糖尿病の妊婦さんの場合は網膜症や腎症といった合併症が経腟分娩をすることによって悪化する危険性が高いときにも選択されます。また、糖尿病の妊婦さんの場合、妊娠末期になって突然、胎児の状態が悪くなることもあります。そのため、胎児の検査は健常な妊婦さんよりも普段から詳しく行い、

万一の異常所見を見つけ次第、帝王切開を検討するという流れになります。

胎児の健康状態は、健常な妊婦さんでは心拍数や胎動数で判断することが一般的ですが、糖尿病合併妊娠では、超音波検査によるさらに詳細な胎児検査が必要となることが多々あります。その際は、胎児の心拍数だけでなく呼吸様運動※1、胎児粗大運動※2、胎児筋緊張※3や羊水量などを観察し総合的に評価します。なお、これらの指標に**バイオフィジカルプロファイルスコアリング（BPS）**というものがあり、項目ごとに正常＝2、異常＝0として10点満点で胎児の状態を評価します。こうした胎児の状態や母体の健康状態を把握したうえで、分娩時は緊急の対応も必要となります。また、網膜症や腎症といった合併症を伴っている場合は、特にそれぞれの診療科の医師との連携が必要です。そのため、糖尿病合併妊娠ではほとんどの場合、設備の整った病院を紹介されます。

なお、妊娠糖尿病でも血糖コントロールが悪く、経腟分娩が難しいと判断されると同様の対応となります。

※1　呼吸様運動：胎児が、羊水を飲んで肺の中にためることで肺をふくらませ、吐き出す一連の動作を呼吸様運動という。エコーでは妊娠10週くらいから見られ始め、16週以降に明瞭

[図表7] バイオフィジカルプロファイルスコアリング(BPS)

項目	正常(スコア=2点)	異常(スコア=0点)
呼吸様運動(FBM)	30分間の観察下で30秒以上続くFBMを1回以上認める。	30分間の観察下で30秒以上続くFBMを認めない。
大きい胎動	30分間に3回以上の躯幹/四肢の運動を認める(ただし連続するものは1回とみなす)。	30分間の観察下で躯幹/四肢の粗大運動が2回以下。
胎児筋緊張	少なくとも1回は躯幹あるいは四肢が屈位から伸展し、すぐに再び屈位になる運動が認められるか、手掌の開閉運動が少なくとも1回ある。	四肢は中等度以上伸屈位で、屈位に回復しない。胎動消失、手掌が一部開いたまま。
ノン・ストレステスト	20分間に胎動に伴う一過性頻脈(15bpm以上、15秒以上)が2回以上ある。	20分間で一過性頻脈が2回未満もしくは、15bpm未満のとき。
羊水量	垂直断面像で2㎝以上の羊水ポケットが認められる。	羊水ポケットがない、もしくは2㎝未満。

※羊水ポケットとは、超音波検査の画像で子宮内膜壁と胎児部分の間にある円のことで、その直径から羊水量を割り出します。

出典:日本産科婦人科学会雑誌「日産婦誌58巻9号」より

に観察できるようになる。

※2　胎児粗大運動：いわゆる「胎動」として母体が感じる動きを指す。体をかがめたり、四肢を曲げたり伸ばしたりする。

※3　胎児筋緊張：手足が素早く屈伸する動きや、手の閉じ開き。

知っておいてほしい不妊と糖尿病の関係

この本を手に取ってくださった方の中には、妊活をしようと思っている、あるいは現在しているという方がいらっしゃるかもしれません。

そうであれば女性にとって糖尿病は、先に挙げた合併症のほか、**不妊症や月経不順の原因にもなり得る**ことを知っておいてください。不妊症や月経不順の原因の一つに糖尿病があります。ですから、糖尿病の女性は月経不順になりやすいのです。もともと糖尿病を患っている方だけでなく、妊娠糖尿病にかかり出産後も血糖値が戻らず、2型糖尿病に至った方にも同じことがいえます。第二子以降、次のお子さんを望む方にも読んでいただきたい内容です。

なぜ糖尿病が不妊症や月経不順を引き起こすのか、その原因は完全には解き明かされていません。しかしインスリンはその排卵機構にとって、とても重要なホルモンであることが知られています。いうまでもなく、規則的な月経には排卵が必要です。そしてインスリンは卵子の発育に必要なホルモンの一つです。そのため糖尿病のためにその分泌や働きが低下すると、排卵障害をきたしやすいと考えられています。

インスリンが排卵に影響する代表的な病気が、**多嚢胞性卵巣症候群**です。これは、糖尿病の背景となる肥満によりインスリンの働きが低下することで、卵巣の膜が厚くなり、不妊症の原因となる病気です。若い女性の排卵障害に多く見られ、卵胞が発育するのに時間がかかり、なかなか排卵されなくなってしまいます。

これは卵巣内の男性ホルモンが多いことが原因とされ、これを誘発する一つが糖尿病に特徴的な症状である「高インスリン血症」といわれています。インスリンがうまく作用しないためすい臓から援軍を出そうと、たくさんのインスリンが分泌されます。この血中のインスリン濃度が高くなってしまうことを高インスリン血症といいます。高インスリン血症が卵巣内の男性ホルモン濃度を高くし、その作用で排卵がなかなかされず、卵巣内に排卵したくてもできない卵子が多くある状態が多嚢胞性卵巣症候群というわけです。

実際、多嚢胞性卵巣症候群が原因でインスリンの働きが低下している不妊症の女性に、その改善を目的とした投薬治療を行ったところ妊娠率が上昇し、また流産率も減少することが報告されています。妊娠前から適切な食生活をして体重管理を行っていくことが、妊活の要であるといえるでしょう。

また、**高血糖になると流産率が上昇する**といわれています。流産とは、妊娠22週前に妊娠が終了してしまうことをいいます。妊娠12週未満の早い時期での流産が多くを占めます。主な原因は、胎児の染色体の異常ですが、ほかにも母体が糖尿病で血糖がコントロール不良の場合も流産しやすいことが分かっています。

こうしたことからも、すでに糖尿病にかかっている人が妊娠を希望する場合、妊娠前に血糖値を下げておくことが望ましいとされます。

これから妊娠を考えている方へ

私は糖尿病専門医なので、妊娠を考えている患者から寄せられる相談の大半は、「今、糖尿病の治療中ですが妊娠できますか」といった内容です。
「妊娠できますよ」と答えますが、血糖値のコントロールが良好であることという条件がつきます。すなわち**「計画妊娠」**です。

なかには、今すぐにでも妊娠をしたいと切羽詰まった表情で来られる方もいらっしゃいますが、妊娠してよい状態か、つまり血糖値ができるだけ正常範囲に近いレベルで安定しているか、そして糖尿病の合併症がある場合は、妊娠中にそれが悪化しないかを確かめる必要があります。特に、妊娠初期に血糖値が高い場合は、胎児に先天奇形を合併しやすくなります。胎児のさまざまな臓器が作られていくのは妊娠４～９週頃で、この時期に母体の血糖値が高いと胎児の血糖値も高くなるため、正常な形成が妨げられる恐れがあるのです。しかし、問題なのは、妊娠４～９週くらいの時期は、妊娠に気づかないこともままあるということです。知らないうちに、高血糖が胎児に悪影響を及ぼすことになりかねません。

だからこそ妊娠する前に、血糖値のコントロールを良好にしておくことが重要なのです。思いどおりの時期に妊活ができないのはもどかしいかもしれませんが、胎児の発育のことを考えれば、高血糖のまま妊娠することがいかに高リスクであるかを理解し納得していただきたいと思います。**ＨｂＡ１ｃが７・０％未満になれば妊娠してもＯＫ。６・２％未満が理想的**です。

糖尿病の合併症についても、妊娠前に検査をします。すでに網膜症を合併しているときには、眼科で網膜症の治療を受け症状が安定してから妊娠のＧＯサインが出ます。腎症で、常にタンパク尿が陽性の場合、早産や低体重児出産のほか、新生児期にもいろいろな合併症が起こるリスクが高くなるため腎臓内科専門医との連携が必要です。

また、「糖尿病があると、赤ちゃんに奇形ができると聞いて心配……」といった声も多く寄せられます。先天奇形は胎児に起こる種々の異常の中でも最も重篤な合併症といえます。こちらも、先の相談内容の答えと同じく、高血糖が良好にコントロールできていないまま妊娠すると、リスクが高くなります。特に、妊娠前の糖尿病が見逃されていた妊婦さんからの発症が最も多いとされており問題となっています。

繰り返しになりますが、妊娠してから血糖値の検査を受けて、糖尿病であることが分かっても、その頃には妊娠4~9週の、胎児の器官が形成される時期を過ぎており手遅れになってしまうのです。なお、血糖値のコントロールが悪いほど先天奇形のリスクは高くなります。必ず妊娠前に血糖値の検査を受け、高い場合は必要な治療を受けてから計画妊娠することが先天奇形を防ぐ唯一の方法なのです。

［第4章］

食事療法とインスリン――糖尿病の治療とは

妊娠糖尿病の検査と診断は？

妊娠後の血糖値の上昇は、中期から後期にかけて顕著になりますが、初期の段階から兆しは現れます。あまり血糖値が高くなっていない、できるだけ早いうちに発見し治療を始めれば、その分コントロールがしやすく重症化を防げます。そのため産婦人科では、通常、初期の血液検査で血糖値（基準値：70～１４０㎎／㎗）や尿検査で尿糖を測定し、血糖値が基準値を超えていたり、また、尿糖が陽性と判定されたら、妊娠糖尿病にかかっている可能性が高いとしてさらなる**75g経口ブドウ糖負荷試験（75gＯＧＴＴ）**を要し、本格的に診断をつけていきます。結果的に「妊娠糖尿病」と診断された場合は、糖尿病専門医と産婦人科医師との連携加療が必要になります。

[図表8] 妊娠糖尿病診断のためのスクリーニング検査

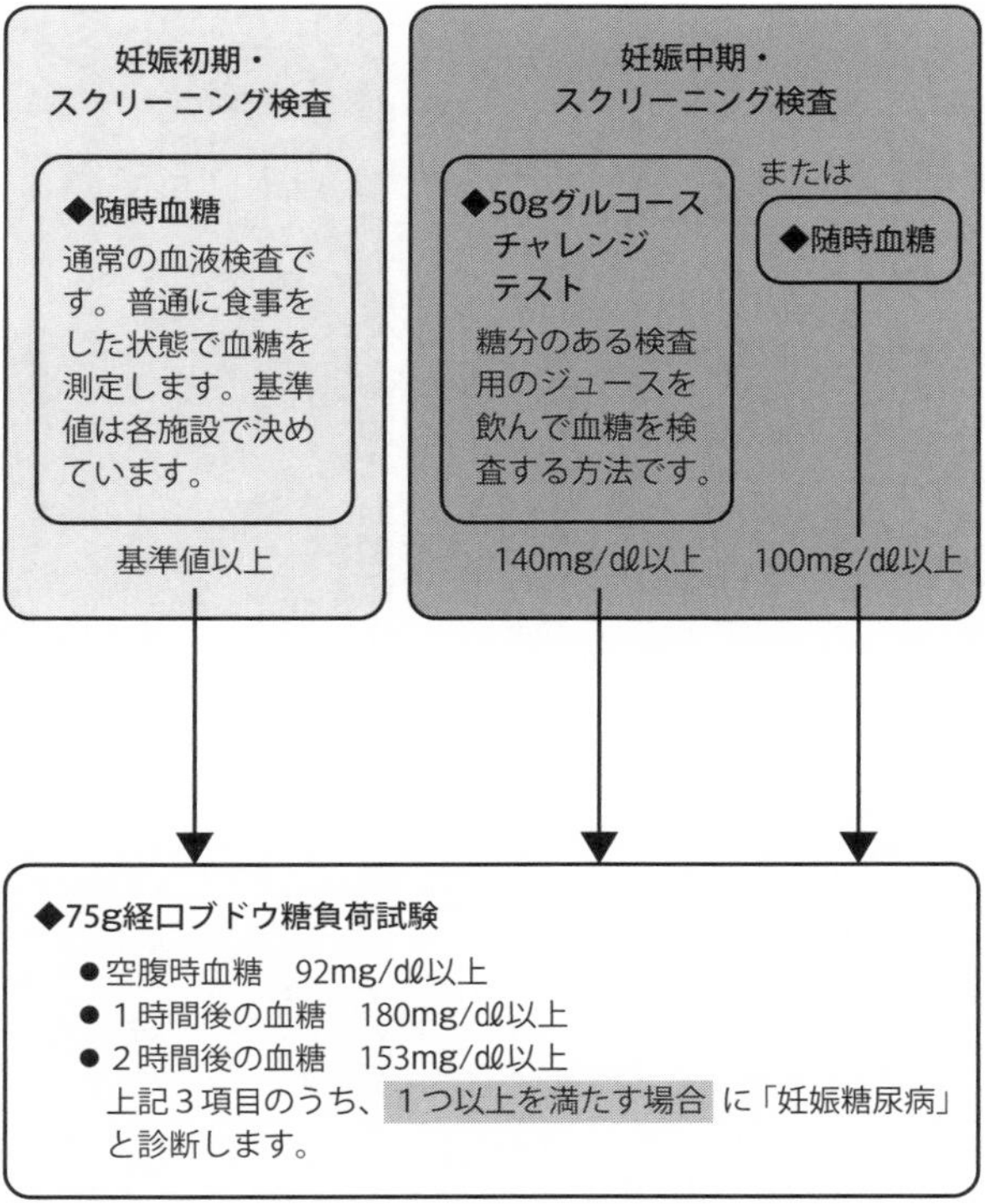

出典：国立研究開発法人国立成育医療研究センター周産期・
母性診療センター冊子「妊娠糖尿病Q&A」より

治療の基本は食事療法＋インスリン注射

妊娠中の血糖値のコントロールは、**食事療法とインスリン注射が基本**です。食事療法をしても血糖値が目標より下がらない場合にインスリン注射を検討します。

妊娠中の血糖値の治療目標は、食前血糖値は１００㎎／dℓ未満、食後１時間は血糖値１４０㎎／dℓ未満、食後２時間は血糖値１２０㎎／dℓ未満とされています。食べるものや食べ方によって血糖値の上昇幅が異なります。糖尿病にとって最も避けたいのは、血糖値が急上昇すること。そのため、糖尿病の治療には食事療法が必須なのです。

一方、インスリン注射は、自前のインスリンを援護するため、外から補い血糖値が上がらないようにします。製剤として人工的に作られているものとはいえ、構造は体内で分泌されているものと同じで、母体や胎児にとっても安全な種類のインスリンを選びます。

医療機関によってはインスリン注射を行わず、食事回数を増やし一回あたりの糖質摂取量を少なくし血糖値の上昇を抑える方針をとっているところがあります。これは、三大栄養素の中で最も体内への吸収スピードが速い炭水化物を小分けにして食べることで、血糖値を急激に上げないようにする有効な方法です。1日6回、できるだけ同じ時間に食べるのが理想とされています。

例えば、1回の食事で通常160gのご飯を食べる妊婦さんには、半分に分け、朝食時に80g食べたら、昼食前にも80gを食べるイメージです。

しかし、私の診療経験では、この分食だけで出産時まで血糖値のコントロールがうまく行われるケースはとてもまれです。栄養面から考えると、この方法では母体や胎児に十分な栄養が行きわたらない恐れがあり、現代社会では出産間近まで働く女性が増え、1日6回の食事の時間を取ることが難しいためです。こうした理由から、私は分食よりも普段どおり1日3回の食事で、1回の量はしっかりとったうえで、血糖値の上昇を防ぐためにインスリンを補充するほうが、うまく血糖値をコントロールできると考えています。もちろん、3回の食事内容を見直すだけで、血糖値の上昇が抑えられるのならインスリン注射による治療は不要です。

なお、妊婦さんではない2型糖尿病の治療では、血糖値を下げる飲み薬が使われますが、胎児への安全性の観点から、現段階では妊婦さんに適応するものはありません。それゆえに、必然的にインスリン治療になります。

インスリンの中でも、胎児に安全性の確立されているインスリンだけを使います。母体にも、胎児の成長にも影響を及ぼさないことが分かっていますので、安心して使用できます。

なお、妊娠糖尿病、糖尿病合併妊娠ともに、糖尿病の治療に対し国民健康保険などの公的保険が適用されます。

私自身の経験から

私の場合、糖尿病専門医であるため、産婦人科の担当医から、血糖管理については一任されました。

まずは、自分が食べているものが、どのくらい血糖を上げてしまうのかを知るために、血糖値を常時測れる機器を腕につけて、モニタリングしてみたのです。糖質をとれば血糖値が大きく上がるのは当然です。それがなにか、例えばご飯なのか、チョコレートなのか、果物なのかを見つけたいと考えました。

　モニタリングの結果、特定の果物を食べたあとに血糖値が急上昇しやすいことが分かりました。また、私は間食をしませんが、食事後に甘いものを食べる習慣があり、つい「あとちょっと」と食べ過ぎていることに気がつきました。

　主食に関しては、自分では「いつもより一口くらい多いかな」という程度は増えたうちには入らないだろうと思っていても、血糖値に反映してしまい、高くなってしまうことが分かりました。また、これはご飯だけでなく、麺類やパンでも同じでした。例えば人気の食パンを買い、いつもより厚切りにして食べると、血糖値がいつもの1～2割増しになってしまうのです。たった一口、二口多いだけでも、血糖値に現われてしまうことを痛感しました。

　一方、サラダのあとに主食を食べたときは、血糖値の上がり具合が緩やかなことが確認できました。ベジファーストは真実だったというわけです。

　このように、自分の身をもって、食事と血糖値の相関を調べたうえで、考案したのが111ページでお話しする**「一汁三菜」**です。詳しくは後述しますが、これは、妊婦さんが精神的に満たされる食べ方をすることで、胎児に必要な栄養が行き届き、かつ、妊婦さんの過剰なストレスが胎児に悪影響を及ぼさないよう配慮したものです。

そうして妊娠後期になり、胎盤から分泌されるホルモンが増えると、さらに血糖値が高くなりやすい状態になり、食事療法だけではコントロールが難しくなってしまいました。そこで妊娠30週以降は、私もインスリン注射を打つ選択をします。

インスリン治療を始めても、一汁三菜の食事療法は出産時まで変えませんでした。そして、食後はすぐに横にならずに、30分程度の買い物や、炊事、洗濯などの家事を行い、食後の血糖値を下げることを意識し、妊婦でもできるだけ活動量を増やすようにしました。

インスリン治療について

今までの診療で、多くの妊婦さんが不安を口にするのが「インスリン治療」についてです。

インスリンを自己注射する治療ですが、注射と聞いただけで拒否反応を示す方、しり込みする方など、さまざまです。自分で注射を打つということが、患者に大きな不安を抱かせてしまっているようです。

しかし、注射といっても、予防接種や採血のときのようなものとはかなり違います。針の長さは4～8㎜、太さは0・18～0・30㎜で、髪の毛よりも細いといっていいでしょう。ちなみに、採血時に使う注射針は長さ約38㎜、太さ0・6～0・8㎜です。蚊に刺されても、そうと分からないくらいのかすかな違和感しかない人がほとんどではないかと思います。インスリン注射をした際の感覚もこれと似ており、実際に行っている人からは、感じたとしてもわずかにチクッとする程度という声が大半です。

この注射を、患者の血糖値の状態に応じて**1日1～4回**、基本的にはお腹に打ちます。もちろん事前に医療機関で説明や練習など、必要なフォローを行いますので安心してください。最初のうちは慣れていないゆえ、「手が震えた」「思い切りが必要」とおっしゃる方が多いのですが、皆さん数日程度で要領を得て、日常生活の一部として自然に行えるようになっています。注射器本体と1回ごとに付け替える使い捨ての針、そして消毒用の綿がセットになっており、注射部位を消毒し、針をセットして打つまで、慣れれば数分もかかりません。

なお、針や注射器は医療器具ですので、医療機関の指示に従って処分します。国内において、妊婦さんに適応のインスリン注射剤は今のところ3剤あります。即効性や持続性に違いがあり、状況に応じて使い分けられます。

○インスリン注射剤

アスパルト：超速効型インスリン。妊娠糖尿病では食後血糖値が顕著に高い場合が多いので、すみやかに食後血糖値を抑える作用のあるタイプが第一選択となる。

リスプロ：超速効型インスリン。こちらも、第一選択になることが多い。

デテミル：持効型インスリン。朝の空腹時の血糖値が高値の場合に使われることが多い。

自宅で血糖値を測り、変動を記録

治療を開始すると、2～4週間に一度、糖尿病専門医を受診し、月1回ＨｂＡ1ｃを測定します。

しかし、ＨｂＡ１ｃ数値が適切な範囲内におさまっていても血糖値は、一日のなかで変動し、その都度異常に上がっていないかなどを確認する必要があるため御自身が家庭で測定された血糖値の記録の方が大切です。

医療機関で測ったときのＨｂＡ１ｃに問題がなくても、家で食事をした直後に急上昇していたら、血糖値のコントロールがうまくいっているとはいえません。したがって、糖尿病と診断された場合は、自宅で日に複数回、血糖値を測ります。これを**自己血糖測定（SMBG）**と呼びます。

「なんだか面倒」などと思ってしまうかもしれませんが、自分で血糖値の変動が把握できると良いことがあります。まず、血糖が変動してしまう要因が分かりやすくなります。もし値が高くなったら、「ちょっと食べ過ぎたかな」「○○を食べたあとだったから」とその直前の自分の食生活と照らし合わせて、その理由を考えます。これにより「今日は○○を控えよう」「間食をやめよう」というように、食生活の見直しがしやすくなり、結果的に血糖値のコントロールがしやすくなるメリットが期待できます。

次に、低血糖を早めに発見できます。インスリン注射による治療を行うことで血糖値が下がりすぎてしまう場合があります。こうなると低血糖という血液中の糖濃度が低下し脳や体に必要な糖が供給されない状態になります。急激な低血糖に陥ると、昏睡状態になることがあり危険です。毎日、血糖値を測っていれば、こうしたことも把握しやすくなり、迅速な対処が可能になります。

そのほか、現在行っているインスリン注射や食事療法の効果が分かるので、必要に応じて投与量などの、治療内容の見直しもしやすいといえます。患者さんにとってはより効果的で、かつ負担の少ない治療を受ける役に立つというわけです。

実際、自己血糖測定を行うと、患者さんからは「血糖値がどんなときに上がるのか、どういった食事をすると急に上がるのか、あるいはそれほど上がらなくてすむのか、とても分かりやすくなるので、普段の食生活に活かせるようになり、張り合いもあり治療にも前向きになれる」との声が多く聞かれます。

○自己血糖測定のメリット

1）血糖値の変動に応じて、今行っている食事療法や、インスリン投与量の見直しが臨機

応変にできる

2）低血糖の予知や早期発見が可能

3）高血糖の重症化を避けられる

4）日々の血糖値を知ることで、治療への励みにつながる

自己血糖測定は、血糖測定のためのセンサー、針、検査器具（穿刺具）などの消耗品がセットになっています。これを指先などに押し当てると、針先が皮膚に浅く入り血液がにじみます。この血液をセンサーに染み込ませ測定します。

なお、自己血糖測定は公的保険が適用されますが、測定回数に上限が設けられており、妊娠糖尿病および糖尿病合併妊娠の場合は月120回までです。それ以上になる場合は自費購入になりますが、まれといっていいでしょう。

［図表９］ 血糖自己測定の方法

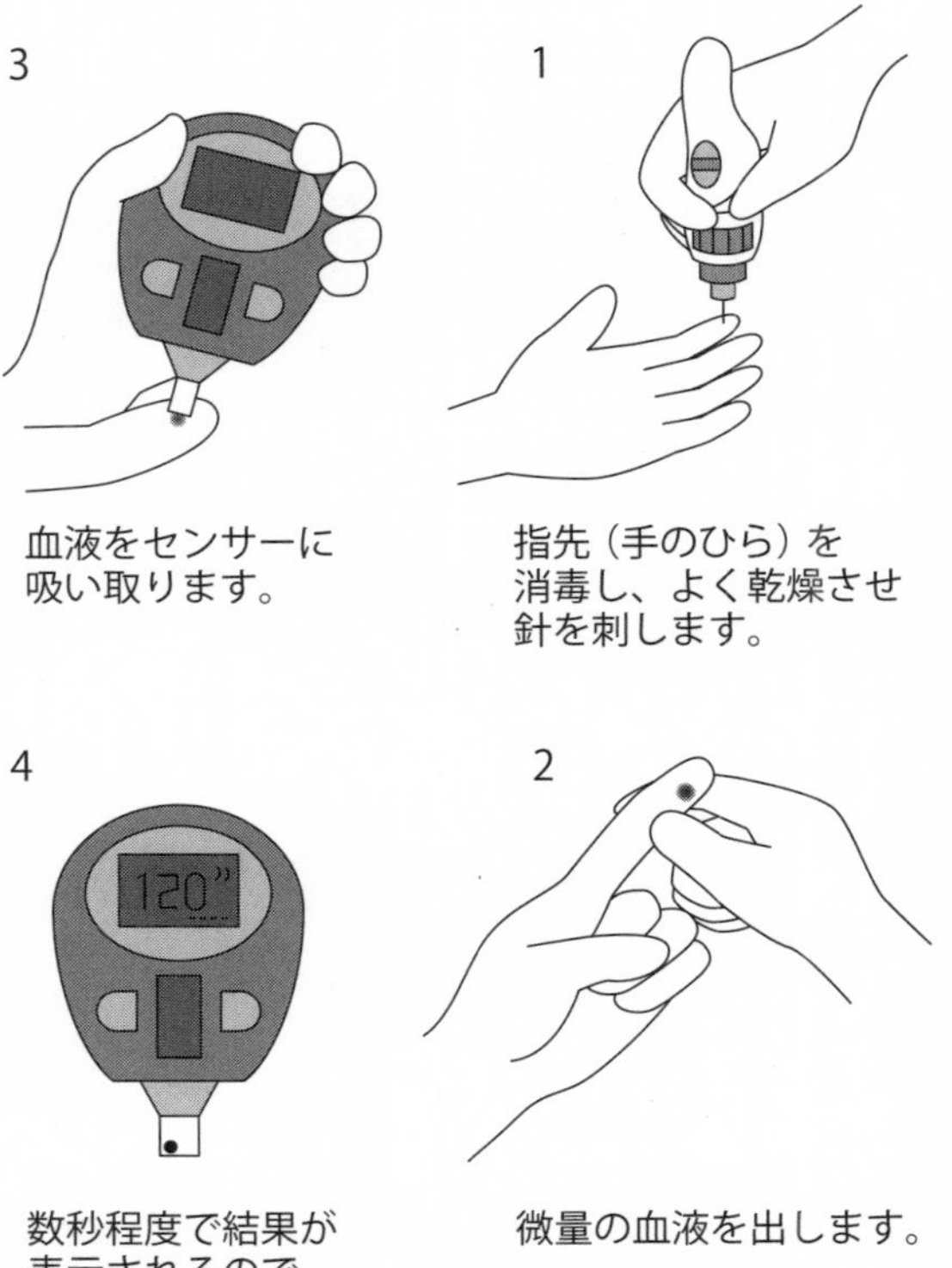

出典：国立国際医療研究センター糖尿病情報センター

24時間モニタリングできる機器も登場

近年、指に針を刺さずに血糖の変動が把握できる機器が使われ始めています。これは**持続皮下グルコース測定（CGM）**といい、二の腕などに専用のセンサーを装着し、24時間連続で皮下の細胞と細胞の間にある液体の濃度（間質グルコース値）を測定します。これにより、1日の血糖の変動が分かります。

自己血糖測定は測った時点での血糖値しか分かりません。持続皮下グルコース測定は、センサーを装着している間、継続的にモニタリングできるので、どんなときに上がるのかなどの推移が分かります。今のところ、最大14日間の連続測定が可能なので、就寝中も記録されます。寝ている間に低血糖になっていたといった、自己血糖測定では分からなかったことが判明します。また防水仕様のため装着したまま入浴もできます。

ただし、血糖値そのものを測定する検査ではないので、自己血糖測定の代わりにはなりません。公的保険は、1型糖尿病で治療方針を立てる際にCGMの情報が必要な場合と、インスリンを1日3～4回打っている糖尿病の場合に適用されます。いずれも医師の指導

［図表 10］機器を使用した持続皮下グルコース測定（CGM）

①装着

小型のセンサーを上腕の後ろ側に装着します。

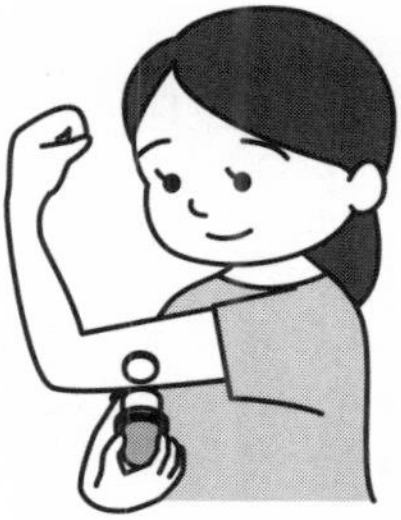

②データの読み取り

センサーをスキャンすることで測定できます。衣服の上からでもスキャンできます。

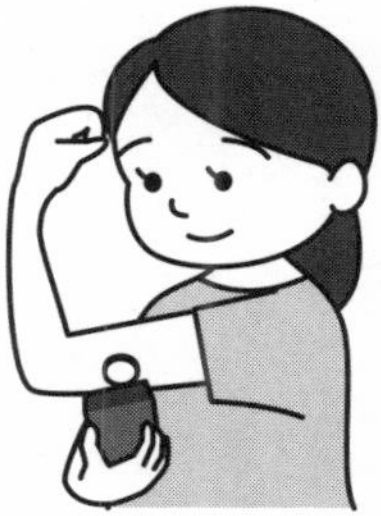

③確認

現在のグルコース値と８時間の履歴、血糖変動の傾向を示す矢印が表示されます。

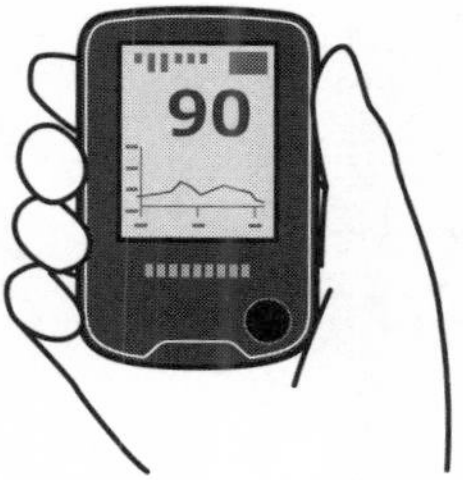

のもと血糖コントロールを行うことが定められています。妊娠中の糖尿病でも、インスリンを使用されている妊婦さんには適用できます。ただ、インスリンを使用されていなくても自費での使用は可能なので、使ってみたい方は主治医に相談してみるとよいでしょう。

自宅での血糖管理が難しい場合は管理入院も

妊娠糖尿病で、血糖値が異常に高く自宅での食事療法とインスリン治療によるコントロールが難しい場合は、「管理入院」し、正常にコントロールする治療が行われます。入院期間は、検査結果や妊娠週数などによって変わり、2泊3日程度から1週間以上と幅があります。入院中は、妊娠糖尿病用のカロリーを計算された食事など、厳密な血糖値管理が行われます。また、インスリン療法が引き続き必要と判断された場合は、再度自己注射の練習をし、退院前には、自宅での食事療法についての指導が行われることがあります。

なお、糖尿病による管理入院は、治療費に公的保険が適用されます。

食事療法の基本は「しっかり食べて必要な栄養素をとる」

ここからは妊娠中の糖尿病治療で最も重要である食事療法について私の考えをお話しします。

血糖値を下げるためには、どんな食事をしたらいいと思いますか。赤ちゃんのためにも、早くなんとかしなければと思うあまり次のように考えていないでしょうか。

□食べなければ痩せて血糖値が下がるから炭水化物を抜くのがいちばん近道
□主食を豆腐やこんにゃくに置き換えればいい
□野菜だけ食べれば早く血糖値が下がる
□「糖質ゼロ」のドリンクはいくら飲んでも血糖値は上がらない

これらはいずれもＮＧです。

医療機関によっては、炭水化物を1日6回に分けてとり、血糖値の急上昇を抑える食事療法が指導されることがあります。1日3食しっかりとり、血糖値が上がってしまう分はインスリン注射で補うほうが、母体・胎児ともに必要な栄養がとれ、かつ血糖のコントロールもしやすいと考えます。また、血糖値が気になるあまり「○○を食べない」「△△は減らそう」と、制限してしまうのは、胎児に必要な栄養が行きわたらない恐れがあり危険です。これは母体にもいえることです。

私たちの身体は、食べたもので作られています。そして、食べたものが動力となります。それが絶たれてしまったり、極端に不足したりすると、体力が落ち、病気にかかりやすくなるなど、さまざまなトラブルに見舞われます。

私が特に危惧しているのが、飢餓状態によるケトン体の誘発です。

ケトン体とは、体内への糖質の供給が絶たれるなどで、エネルギー源として糖質を使えないときに、その代わりとして中性脂肪が分解され肝臓で作られる物質です。ただ、たくさん作られ血中濃度が高くなると、ケトアシドーシスと呼ばれる代謝異常を起こす恐れがあります。

弱酸性のケトン体が血中に多く放出されると、通常は弱アルカリ性の血液が酸性に傾いてしまいます。これによって脳が刺激を受け、重篤な場合は昏睡状態に陥ってしまうことがあるのです。糖尿病の方には、糖質を過剰に摂取したときなど、インスリンの作用が極端に悪くなったときに起こり得る怖い急性合併症の一つとしてよく知られています。

しかし、極端に食事制限をし飢餓状態になったときにもケトン体が作られ、同様の症状が起こることはあまり注目されていません。そのようなこともあり、昨今は、極端な糖質制限をしてケトン体ダイエットなる方法が世間の関心を集めているようですが、この風潮には感心しません。糖質をとらなくても、ケトン体がエネルギー源になるので問題ないという考え方がベースにあるようですが、体内で作られ過ぎてしまうことによる健康への悪影響を、もっと重要視するべきと考えます。まして妊婦さんは、無謀な食事制限で飢餓状態に陥ることはあってはならないのです。

必要な栄養素をしっかりとる。これが食事療法の基本中のキホンです。

「五大栄養素をバランス良く」が鉄則

生きていくために欠かせない**栄養素が炭水化物、脂質、タンパク質、ビタミン、ミネラルの5種類**で**「五大栄養素」**といいます。生きている限り私たちはこれらが必要で、母体も胎児も健やかな状態で出産の日を迎えるには、バランス良くとることが大前提です。糖質を悪者とし、とらないようにするのはかえって体に良くないというわけです。

○炭水化物

炭水化物はエネルギー源となる糖質と、ならない食物繊維に分けられます。ここでは糖質について述べます。糖質は、人間が活動を行ううえで欠かせないエネルギーの貯蔵物質として重要な役割を果たしています。**炭水化物、脂質、タンパク質の三大栄養素の中で、食後に血糖値を上昇させるのは炭水化物（糖質）のみ**です。ただし、日本糖尿病学会では、炭水化物（糖質）のみを極端に制限することの効果が不明確であり、安全性が確認されていないことから避けるよう勧告しています。

目安として、一日の総摂取エネルギー量（カロリー）のうち、炭水化物（糖質）で50～60％を推奨しています。

○脂質

肥満対策に脂質は悪者にされがちですが、体にとって不可欠な栄養素です。細胞の表面を覆っている細胞膜の主要成分であり、脂溶性ビタミン（ビタミンA・D・E・K）の吸収を助ける働きがあります。そして脂質から作られるコレステロールは、脂肪の消化吸収を助ける胆汁や副腎皮質ホルモン、性ホルモンなどの材料になります。もちろん、脂質は重要なエネルギー源でもあり、**1gあたり9kcalのエネルギー**を作ります。

食品に含まれる脂肪の主要成分は脂肪酸という物質で、飽和脂肪酸、一価不飽和脂肪酸、n－6系多価不飽和脂肪酸、n－3系多価不飽和脂肪酸、トランス脂肪酸などの種類があります。

○タンパク質

ヒトの体はすべてタンパク質で作られています。タンパク質は複数のアミノ酸という物質が結びついてできており、人体を構成しているアミノ酸は20種類程度といわれています。これらのアミノ酸の組み合わせにより、体内に存在する10万種類ものタンパク質を構成しているのです。細胞の中では絶えずタンパク質の合成と分解が繰り返されています。

タンパク質は、弾力組織と呼ばれるコラーゲンの生成を促すので、美容に欠かせない栄養素といえます。

○ビタミンとミネラル

ビタミンは、代謝などの生理機能を潤滑に行うために不可欠な栄養素です。一部を除き、動物の体内では合成されないため食事でとらなければなりません。ミネラルは体内でエネルギーを維持したり酵素活性や代謝に関わったりする働きがあります。

糖尿病だからと極端な食事制限をすると、ビタミンやミネラルが不足してしまう恐れがあります。

サラダは食物繊維の宝庫。食事の最初に食べましょう！

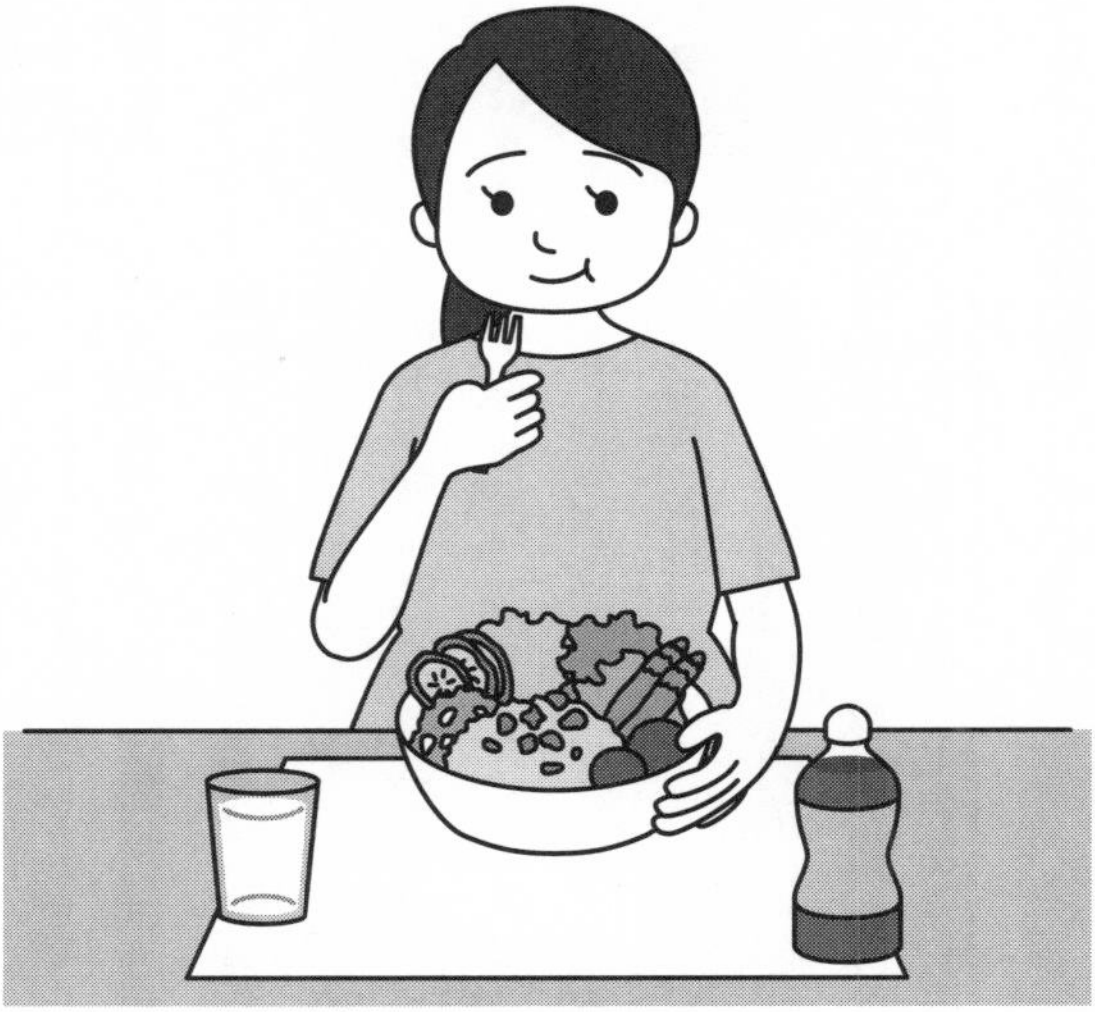

これらの五大栄養素に並び、第六の栄養素として重視されているのが食物繊維です。

食物繊維は、水に溶ける水溶性食物繊維と、水に溶けない不溶性食物繊維の大きく2種類に分けられます。前者の主なものに、果物に含まれるペクチンをはじめ、昆布やワカメのぬめりに含まれるアルギン酸、こんにゃく芋の主成分であるグルコマンナンなどがあります。後者は主にきのこ類に含まれるベータグルカンや甲殻類の殻に含まれるキチン・キトサン、野菜に多いセルロースなどがあります。

いずれもノンカロリーで、よく噛むことで唾液や胃液の分泌を促し、満腹感を得られやすいので肥満防止効果が期待できます。また水溶性食物繊維は、小腸での糖質の消化や吸収のスピードを緩やかにする作用があり、食後の急な血糖値上昇を抑えるとされています。さらに、食物中のコレステロールとナトリウムを吸着し排出する働きがあるので、降圧作用や血清コレステロール低下作用も期待できます。

一般的には、**野菜約３００g中に約10gの食物繊維が含まれている**とされています。日本糖尿病学会の診療ガイドラインでは**20〜25g／日の摂取を目標**にしています。

五大栄養素＋食物繊維を上手にとれる「一汁三菜」を基本に！

２０１３年、和食がユネスコ無形文化遺産に登録されました。新鮮な多種多様の食材が使われ、行事や暮らしに寄り添う伝統があり、そして優れた栄養バランスなどが、選ばれた理由なのではないかと考えられます。

「一汁三菜」は、そんな和食において室町時代から基本とされている考え方です。これは、

汁物が一品に主菜一品、副菜二品、そして日本の主食であるご飯による献立です。これが栄養バランスに優れた取り合わせで、糖尿病の方にも取り入れやすい献立の形式です。

「三菜」は具体的に、どのような組み合わせになるかというと

主菜：1品　魚介類、肉類、豆腐などのタンパク質中心のおかず

副菜：2品　ビタミン、ミネラル、食物繊維を摂取できるおかず

重めの副菜：野菜

軽めの副菜（副々菜）：副々菜果物または菓子または飲みもの（ジュースや酒類といった糖質を含んだ飲みものをさす）

このような考え方が一般的です。

なお、この中に脂質の表記はありませんが、主菜の食材に含まれる脂肪や、調理する際に使う油、また、副菜のサラダにかけるドレッシング、副々菜のお菓子や飲みもの類に含まれてきますので問題ありません。

この一汁三菜を心掛けるようにすれば、自ずと栄養バランスが整ってきます。もちろん、

主食をパンにして洋風にアレンジすることはＯＫです。和洋中にこだわることなく、主食と汁物、そしてタンパク質中心のおかず1品に、ビタミンなどがとれるおかずを2品とざっくり覚えておきましょう。

自分に必要なカロリーの範囲内で、一汁三菜の献立を作ろう

一汁三菜で必要な栄養はしっかりとれますが、気になるのがカロリーです。特に、肥満気味の妊婦さんの場合、食べるのを極端に制限してしまうケースが見られます。しかし、妊娠中は胎児に栄養を行きわたらせるため、それなりのカロリーをとらなければ発育が遅延してしまいます。また、一汁三菜にしてもカロリーオーバーになってしまっては、血糖コントロールが難しくなります。自己判断に頼らず、自身にとってどれくらいのカロリーが妊娠時期に必要なのかを主治医と確認することが大切です。

目安として

【非肥満妊婦さんの場合】

1日の摂取カロリー＝｛（身長〈m〉）の2乗×22｝×30kcalに次の付加量をプラス

妊娠初期（16週未満）：＋50kcal

妊娠中期（16〜28週未満）：＋200kcal

妊娠後期（28週〜）：＋450kcal

【肥満妊婦さんの場合】

1日の摂取カロリー＝｛（身長〈m〉）の2乗×22｝×30kcalを基準として、エネルギープラスはしない

自分にとって必要な1日のカロリー量が分かったら、一汁三菜で栄養配分も考えながら食事の献立を考えましょう。

細かく計算していては手間がかかるため、血糖値を上げにくく、かつ太りにくくなる献立の作り方を編み出しました。

ポイントは次の三つです。

①主食量の一定化

血糖値に直接関係するのはご飯やパンなどの主食と、副々菜としてとることが多い果物もしくはお菓子または糖質を含む飲み物です。これらを食べ過ぎないようにすることで、血糖値の上昇を楽に抑え、太りにくい体を作れるようになります。なかでも主食は、毎食とるものですから、「少しくらい食べ過ぎても」という油断は大敵。毎回の余剰分はたとえわずかであっても、数週間、数カ月と積み重ねていけば大きくオーバーしてしまいます。

それでは、どのくらいの量を目安にすればいいのか、図表11をご参照ください。

例えば、妊娠中期の非肥満妊婦さん、身長１６０㎝の場合、

１日の必要カロリー

＝１・６×１・６×22×30＋２００＝１８８９・６　の計算式から、約１９００㎉であることが分かります。

そこで表の、１９００㎉の欄を見ていくと、白米は２１０g、もちなら3個、６枚切り

［図表11］1600～2100㎉／日の1食あたりの主食量

種類	1600㎉/日	1700㎉/日	1800㎉/日
白米	160g	180g	200g
もち	3個	3個	3個
食パン（6枚切り）	1.5枚	1.5枚	1.5枚
フランスパン	3個	3個	3個
ロールパン	3個	3個	3個
うどん（生麺）	1玉	1玉	1玉
そば（生麺）	1.5玉	1.5玉	1.5玉
中華麺（生麺）	1玉	1玉	1玉
スパゲッティ（乾麺）	0.7束	0.7束	0.7束
うどん（乾麺）	0.7束	0.7束	0.7束
そば（乾麺）	0.7束	0.7束	0.7束

種類	1900㎉/日	2000㎉/日	2100㎉/日
白米	210g	220g	230g
もち	3個	3個	3個
食パン（6枚切り）	2枚	2枚	2枚
フランスパン	4個	4個	4個
ロールパン	4個	4個	4個
うどん（生麺）	1玉	1玉	1玉
そば（生麺）	2玉	2玉	2玉
中華麺（生麺）	1.2玉	1.2玉	1.2玉
スパゲッティ（乾麺）	0.7束	0.8束	1束
うどん（乾麺）	0.7束	0.8束	1束
そば（乾麺）	0.7束	0.8束	1束

※スパゲッティ、うどん、そばの乾麺は、一束（一人前）100gを目安にしています。

の食パン2枚ということになります。ちなみに白米はお椀に1杯分が150～160gですので、やや多めの1杯分が目安となります。

ただし、あくまでも副々菜や油の量を守ることが前提です。これらをとり過ぎてしまうとカロリーオーバーになりますので気をつけましょう。

②副々菜は「低GI値」からセレクト

GI値は、食後血糖値の上昇を示す指標の一つで摂取2時間までの血液中の糖濃度を数値化したものです。

GI値70以上の食品は、血糖値を急上昇させる**「高GI食品」**、55以下は血糖値を急上昇させにくい**「低GI食品」**とされ、そして中間となるGI値56～69は**「中GI食品」**と呼ばれています。

高GI食品：GI値70以上
中GI食品：GI値56～69

低ＧＩ食品：ＧＩ値55以下

一汁三菜の副々菜では、低ＧＩ食品を活用していただきたいと思います。

１２０～１２１ページに、主なデザートやお菓子類のＧＩ値をまとめました。できるだけ低い値のものを意識して選ぶと、食後にインスリンを酷使せず、かつ肥満予防になるでしょう。

妊娠中はなにかとストレスがたまり、甘いものを食べたくなります。しかし妊娠糖尿病によってがまんしなければならないと、ますますストレスがたまり、つらくなります。でも、表を参考にして、血糖値が急上昇しにくい低ＧＩ食品を選べば、甘いものであっても口にできます。もちろん多くを食べてしまっては意味がありませんが、がまんする必要がなくなる分、ストレスが緩和されるというわけです。

妊娠糖尿病を経験した私自身、この一覧表から選び、妊娠中に好物の甘いものをあまりがまんせずにすみ、ストレスを抑えることに成功しました。

一汁三菜の考え方に基づけば、甘いお菓子は副々菜の位置づけになります。そこで、副々菜としてなにをどのくらいなら問題ないのか、つまり食後の血糖値が急上昇しないですむかをチェックするため、食事のたびに目に入るよう一覧表を冷蔵庫の扉に貼っておいたのです。副々菜は甘いお菓子だけではなく、果物やジュースも含まれます。低ＧＩ値同士だからといって、果物とお菓子の両方を食べてしまっては意味がありません。私は、ランチ後のデザートに果物を食べたら夕食後はアイスといったように、「一食につき一品」、を守りました。そして同じ果物でもデラウェア（ＧＩ値47）よりはイチゴ（ＧＩ値29）といったように低値のものをセレクトしました。

一覧を見るようになって良かったことはもう一つあります。それは、自分がどのくらい、血糖値の上がりやすいものを食べているのかが数値で分かるようになってから、食欲を抑えやすくなったことです。無理をせず自然に「節制しよう」という気持ちになれたのです。

ダイエット法の一つに、毎日体重計にのって記録をつけるだけで痩せるというものがあります。これも、自分の体重を「見える化」することで、頑張って減らそうとするモチベーションが高まることが、自然に痩せる行動へと結びつくといわれています。それと似ているかもしれません。

食品群	GI値	食材	1食あたり
乳類	25	プレーンヨーグルト	100g
	31	プロセスチーズ	18g（1個）
	39	生クリーム（乳脂肪）	15g（大さじ1）
菓子類	52	プリン	100g（1個）
	60	ポテトチップス	20g（12枚）
	65	アイスクリーム（高脂肪）	100ml（1個）
	69	カステラ	48g（1切れ）
	70	オイルスプレークラッカー	18g（5枚）
	77	ハードビスケット	33g（3枚）
	79	みたらし団子	60g（1本）
	80	ホットケーキ	242g（2枚）
	80	チョコレートケーキ	75g（1個）
	82	ショートケーキ	75g（1個）
	84	かりんとう（黒糖）	45g（5個）
	86	キャラメル	4g（1個）
	86	ドーナツ（イースト）	56g（1個）
	88	大福	95g（1個）
	89	せんべい	30g（2枚）
	95	アンパン	100g（1個）
	95	どら焼き	64g（1個）
嗜好飲料類	23	豆乳	150ml（1杯）
	25	ココナッツミルク	150ml（1杯）
	25	牛乳	150ml（1杯）
	25	無脂肪乳	150ml（1杯）
	26	低脂肪乳	150ml（1杯）
	39	カフェオレ	150ml（1杯）
	42	オレンジジュース（果汁100%）	150ml（1杯）
	42	スポーツドリンク	150ml（1杯）
	43	コーラ	150ml（1杯）
	47	ココア	150ml（1杯）
	30	焼酎（甲類）	180ml
	32	ワイン（赤・白）	180ml（1合）
	35	日本酒（純米酒）	180ml
	66	ビール	180ml

※各食材とも調理法等によってGI値が変化しますので、上記のGI値は目安として参考にしてください。

[図表12] 食品のGI値一覧 ※（　）内は目安です。

食品群	GI値	食材	1食あたり
いも類	55	サツマイモ	100g（1/3個）
甘味料	73	メープルシロップ	21g（大さじ1）
	88	ハチミツ	21g（大さじ1）
種実類	18	クルミ（素焼き）	20g（10粒）
	18	ピスタチオ	5g（10粒）
	27	マカデミアナッツ（素焼き、味付き）	10g（5粒）
	28	ピーナッツ	10g（10粒）
	30	アーモンド（フライ、味付き）	10g（10粒）
	34	カシューナッツ	10g（7粒）
	60	和栗	50g（3個）
果実類	29	イチゴ	100g（7個）
	30	パパイヤ	50g（1/8個）
	31	オレンジ	37g（1/4個）
	31	グレープフルーツ	100g（1/3個）
	31	夏ミカン	100g（1/3個）
	32	梨	100g（1/3個）
	32	ビワ	29g（1個）
	33	イヨカン	76g（5房）
	33	ミカン	75g（1個）
	34	ブルーベリー	12g（10粒）
	34	プルーン	65g（1個）
	35	キウイ	51g（1個）
	36	イチジク	60g（1個）
	36	洋梨	85g（1/3個）
	36	リンゴ	60g（1/3個）
	37	柿	100g（1/2個）
	37	サクランボ	26g（5個）
	38	ライチ	44g（3個）
	41	メロン	84g（1/8個）
	41	モモ	64g（1/2個）
	47	デラウェア	43g（1/2房）
	48	マスカット	54g（10粒）
	50	巨峰	102g（8粒）
	55	バナナ	84g（1本）
	57	レーズン	5g（12粒）
	60	スイカ	215g（1切れ）
	65	パイナップル	86g（5切れ）

○調理で使用する油の量は大さじ1・5杯／日まで

　糖質やタンパク質は1gあたり4kcalのエネルギー量であるのに対し、脂質は1gあたり9kcalもあります。とりすぎるとカロリーオーバーとなってしまいますので、摂取量は厳しく抑えたいものです。それには調理で使う油の使用量を抑えるのが最も簡便と考えます。例えば同じ肉料理でも、茹でるのと揚げるのとでは、1・5倍以上、総カロリーが違ってきてしまうともいわれます。油を使わない蒸し料理や網焼き、スープにするなど、調理方法を工夫してできるだけ、使用する油の量を抑えるようにしましょう。

　私が今まで診てきた患者さんの中には、一日分の量大さじ1・5杯の油を、朝起きたときに空の容器に移して、それをその日の調理に使っていた人もいました。あらかじめ「これしか使えない量」が分かっていれば、工夫のしがいもありますし、うっかり使いすぎるのを防ぐことができるでしょう。

血糖値が気になる方の「一汁三菜」レシピ例

　私は、一汁三菜を基本にした血糖値に優しい食、そしてお母さんと産まれてくる赤ちゃんの健康にプラスとなる食を広めたいと栄養学の勉強をし、２０１８年に食育プランナーの資格を取得しました。

妊娠中は料理をするのも億劫になってしまうもの。でも栄養をきちんととらなければならないし、糖尿病の場合は血糖値も気にしなければなりません。あれこれと考えなければならないことが多いと、それだけでストレス過剰になってしまいます。そんな悩めるプレママたちをたくさん見て、なんとか力になれないかと企業のレシピ開発にも力を入れてきました。

メニューを毎日考えるのはたいへんというプレママも多いのではないでしょうか。本書ではほんの一部ですが、私が開発したメニュー中から時短でできて、カロリー控えめの主菜と副菜のレシピをご紹介します。パートナーの方にもぜひ、マスターしていただきたい簡単なものばかりです。

[図表 13] 主菜

主菜：すき煮

○エネルギー 262kcal　○タンパク質 15.0g
○塩分 1.0g

材　料　1人分

牛モモ肉	70g
タマネギ	40g
ニンジン	10g
インゲン	3g
油	4g
水	75cc

☆合わせ調味料

砂糖	6g
醤油	6g

作り方

1）牛モモ肉、タマネギ、ニンジンを食べやすい大きさに切る。
2）インゲンのヘタを折り、筋を取る。
3）鍋に油をひき牛モモ肉を炒め、火をとおす。
4）3に、タマネギとニンジン、インゲンを加え、油がなじんだら合わせ調味料と水を入れ煮る。
5）煮立ったらアクを取り蓋をして、10〜15分ほど弱火で煮汁が少なくなるまで煮込む。

主菜：ポークカレー

○エネルギー 294kcal　○タンパク質 10.5g
○塩分 2.3g

材　料　1人分

豚モモ肉	60g
ジャガイモ	50g
ニンジン	30g
タマネギ	50g
バター	5g
カレールウ（市販）	17g
水（ルウのパッケージに記載の量）	

作り方

1）豚モモ肉と野菜を一口大に切る。
2）鍋にバターを入れて熱し、タマネギが透きとおるほど、じっくり炒める。
3）2に、ほかの野菜と豚モモ肉を入れて軽く炒める。
4）3に、適量の水を入れて15〜20分ほど煮込む。
5）火を止め、ルウを溶かしながら加えて10分ほど再度煮込む。

主菜：サケのホイル焼き

○エネルギー 116kcal　○タンパク質 17.2g
○塩分 0.9g

材　料　1人分

サケ	1切れ（70g）
シメジ	1/4パック（20g）
マイタケ	1/4パック（20g）
長ネギ	1/3（30g）
醤油	3g
スダチ	1/2個（5g）
酒	2.5g
塩	0.3g

作り方

1）サケに塩と酒を振りかけ5〜10分おく。
2）長ネギは食べやすい大きさに、シメジは硬い部分を切る。シメジとマイタケを手で分ける。
3）サケの水分をふきとる。
4）アルミホイルに、皮を下にしたサケと2を置き包む。
5）フライパンに4を置き蓋をして、中火で10分ほど蒸し焼きにする。
6）食べる直前に醤油とスダチをかける。

［図表 14］ 副菜

副菜：小松菜とシメジの和えもの

○エネルギー 12kcal　○タンパク質 0.9g
○塩分 0.4g

材　料　1人分

小松菜	30g
シメジ	1/4パック（20g）
☆合わせ調味料	
味噌	小さじ1/2
砂糖	少々

作り方

1）小松菜はよく洗い、3cmほどの長さに切る。
2）シメジは硬い部分を切り、手で分ける。
3）ボウルに砂糖と味噌を入れよく混ぜ、合わせ調味料をつくる。
4）鍋に湯を沸かし、小松菜を茹でる。続けてシメジを鍋に加え火をとおす。
5）水気を切り、3のボウルに入れ、合わせ調味料と混ぜる。

副菜：カボチャのサラダ

○エネルギー 76kcal　○タンパク質 0.7g
○塩分0.1g

材　料　1人分

カボチャ	40g	マヨネーズ	小さじ2
レタス	3g	レモン	少々

作り方

1）カボチャを2cm大に切って茹でる。
2）レタスを水にさらす。
3）カボチャに火がとおったら、湯切りし粗熱をとりマヨネーズとレモンを加え混ぜる。
4）レタスの水をよく切り、手で食べやすい大きさにちぎる。
5）3にレタスを添える。

副菜：ヒジキの煮物

○エネルギー 79kcal　○タンパク質 1.9g
○塩分 0.8g

材　料　1人分

ヒジキ（乾）	5g	☆合わせ調味料	
ニンジン	10g	酒	小さじ1
油揚げ	5g	みりん	小さじ1
ゴマ油	小さじ1/2	砂糖	小さじ1
		だしわり醤油	小さじ2
		水	適量

作り方

1）ヒジキを水に入れてもどす。
2）もどしたヒジキとニンジンを3cmに切る。
3）油揚げを油抜きし、キッチンペーパーなどで余分な水気を拭きとる。
4）3を千切りにする。
5）鍋にゴマ油をひき、2と4を加え油がなじむ程度に炒める。
6）5に、合わせ調味料を加え汁気がなくなるまで弱火で10分ほど煮込む。

無理なく血糖値を抑える食メソッド

マタニティライフはできるだけストレスフリーでいるほうが、胎児にもいいはずです。普段の食事にほんのひと工夫を加えて血糖値の急上昇を防ぐそんなメソッドがいくつもあります。私自身も、マタニティライフ期間中はこれらのメソッドを駆使してきました。その経験から、すぐに、無理なくできるものを紹介します。

○野菜はジュースよりそのまま食べる

忙しい朝でも手軽に野菜がとれるジュースやスムージーは、ヘルシーなイメージもあり、人気です。スーパーやコンビニでもいろんな種類が並んでおりネットなどでは、さまざまなレシピを探すことができます。

しかし、血糖値のことを考えるのであれば、ジュースやスムージーよりは、「生で（腎機能が悪い方はゆでて）そのまま食べること」をお勧めします。

白米やパン、麺類と比較すれば微々たる量ですが、野菜にも糖質が含まれています。液体にしてしまうと、噛み砕くプロセスがない分、ダイレクトに胃へ流れ込むので糖の吸収スピードが速くなり、血糖値の急上昇につながりやすいのです。特に、食後血糖値が１４０mg／dℓを超えてしまう人は、野菜といえどもできるだけ血糖値が急上昇しない食べ方のほうが、体にとって優しいといえるでしょう。よく噛んでから胃で少しずつ分解され、小腸に少しずつ流れていき、栄養素が少しずつ吸収されていく。この「少しずつ」のプロセスを経ることが、血糖値を抑えるのには良いのです。

　また、市販品は、皮などの硬い部分は材料として使われていないことが多く、生でそのまま食べるのに比べ、食物繊維があまり含まれていない可能性が考えられます。こうしたことから、野菜を積極的に食べること自体は続けていただきたい習慣です。

　よく噛むことにより、脳の満腹中枢が刺激されて満腹感を得られやすいので、肥満対策になるというメリットもあります。ジュースやスムージーならではの、のどごしの良さはなかなか捨てがたいかもしれませんが野菜の歯ごたえもまた良いもの。よく味わって楽しみましょう。

○サラダは最初に。「ベジファースト」で高血糖&肥満防止

食事は「主食、味噌汁、おかずを交互に食べる」と、学校や家庭で教えられた人もいると思います。これは、主食やおかずだけを先に食べて満腹になり、ほかを残して栄養が偏ることを防ぐための工夫なので、成長期の子どもにはいいかもしれません。しかし、エネルギーや糖質のとり過ぎを防ぐという面で考えれば、少しずつ順番にではなくローカロリーの野菜や海藻、きのこ類を先に食べましょう。これらは食物繊維の宝庫です。**食物繊維には血糖値を急激に上昇させない魔法があります。**血糖値を急激に上昇させなければ、インスリンを必要以上に分泌させることがないので、肥満防止にもなります。実際に患者さんに野菜を先に摂取していただくことをアドバイスしたところ食後の血糖値が低下し、結果的にＨｂＡ１ｃが１・０％も低くなりました。さらに、緑黄色野菜や海藻類に多く含まれる食物繊維は、脂質異常症を進めてしまう悪玉コレステロール（ＬＤＬ）や中性脂肪（ＴＧ）を体外に排出してくれる働きもあるとされています。これらのことから、野菜は食事の最初に食べることをお勧めします。

なお、量の目安は、一日に両手いっぱい分とアドバイスしています。厚労省で推奨して

いるのは両手いっぱい分を1日３回なのですが、かなりの量となり、普段、野菜をそれほどとる習慣がついていない人にとっては、それを毎日続けることは現実にはなかなか難しいと感じています。量に圧倒されて食べなくなってしまうよりは、一日両手いっぱい分であっても毎日続けるほうが、健康的であると考えています。また、キャベツや葉野菜など、加熱するとかさが減るので、たくさん食べられるよう調理の工夫をするのも一手でしょう。

○ビネガーを上手に使おう

ダイエットには野菜サラダを多くとはいっても、ドレッシングまでたっぷりかけてしまうと、そこに含まれる油や糖分、また塩分の量が心配です。そこで積極活用したいのがビネガー（酢）です。ビネガーも血糖値の急上昇を予防することが分かっており（日本臨床栄養学会雑誌２７３２1から32号２００６）、主成分である酢酸にそのパワーが秘められています。しかも酢は低カロリー。種類にもよりますが大さじ1杯で4~7kcal程度です。一方、シーザードレッシングやゴマドレッシングなどには、この10倍くらいのカロリーがあるものも少なくありません。これらのドレッシングの代わりに、ビネガーの酸味の効いたフレッシュな味わいを楽しむようにすれば、ぐんとダイエット効果が上がるというわけです。ただ、酢とはいえ糖質やカロリーもありますから、どんなにかけても大丈夫というわけにはいきません。

ドレッシングにしても酢にしても、少量の調味料で満足感を得るには、味が全体に行きわたるように大きなボウルに野菜を入れてから調味料をかけ、からませるようによく混ぜましょう。

ところで、酢には醸造酢と合成酢があることをご存じでしょうか。

醸造酢は、酢酸菌という微生物の働きを利用して米や麦果物等を発酵させて作ります。合成酢は、酢酸を水で薄めて人工甘味料や酸味料、化学調味料などの食品添加物を加えて作ります。米酢や穀物酢、黒酢、バルサミコ酢などが醸造酢です。

なお、サラダだけでなく、ステーキや焼き魚などの主菜の味付けに酢を使うのもいいでしょう。食後の血糖値の上昇や、脂肪の吸収が緩やかになるのに加え、酸味に慣れれば調理に使う塩の量が減り、血圧が下がりやすくなります。**1日大さじ1杯、15g程度を目安**に使いましょう。

◯気づかず食べている⁉　炭水化物×2の罠に注意！

飲食店ではラーメン、蕎麦、パスタといった麺類に、チャーハン、親子丼、パンなどがセットになっているメニューを見かけます。どちらか一方だけで適切な炭水化物量は摂取できるはずですので、炭水化物のダブル摂取は避けましょう。

また、外食といえばカツ丼や天丼に代表されるような「どんぶりもの」も人気ですが、ご飯の量が多く、濃い味付けなので、ついつい食べ過ぎてしまいがちです。もし外食するときは一汁三菜を満たしている定食がお薦めです。例えば焼き魚に野菜の煮物、酢のものやサラダといったように、定食は品数が多く、味や食感もバリエーションがあるので、どんぶりものに比べご飯の量は少なくても、満足感が得られやすいでしょう。

◯油は賢くセレクト

油は栄養学的には脂質に当たります。三大栄養素の中でいちばんカロリーが高いのが脂質です。**炭水化物とタンパク質は４kcal／１gに対し脂質は９kcal／１g**と覚えておくといいでしょう。つまり脂質を多くとるほど総摂取カロリーは増え、消費カロリーが追いつかなければ太りやすくなります。

ところで、クッキーやビスケットなどのお菓子やパンにも、液状や固形の油脂が多く含まれていることはご存じでしょうか。お菓子やパンに使われる油脂の代表格はマーガリンやバター、ショートニングやラードなどですが、これらはいずれも中性脂肪を上げやすい性質を備えています。

中性脂肪はいわゆる「メタボ」の元凶となる脂肪で、高血糖や高血圧といった生活習慣病を招いてしまいます。

健康や美容に良いとして近年、注目されているのは青魚などに豊富に含まれているn－3系と呼ばれるオイルがあります。これには多価不飽和脂肪酸といって優れた抗酸化力があり、血管のしなやかさを保つといわれています。**青魚のＥＰＡやＤＨＡのほか、エゴマ油、シソ油、アマニ油**などもおすすめです。

油の種類も大切ですが、量も気にかけてください。良い油でも過剰に摂取してしまえば食事の総カロリーを増加させ、太りやすくなってしまい、血糖値の上昇につながります。

目安としてはできれば**1日約大さじ1・5杯、1日約20gまで**に抑えるとよいかと思います。

また、出来合いのお惣菜の油は、調理してから時間が経っているため、衣に含まれる油分が長く外気に触れることにより酸化が進んでいる可能性があります。そうなると油は過酸化脂質という脂質になってしまい、これが体内に蓄積すると脂質異常症の発症や悪化のもとに。出来合いのものが悪い、と決めつけるつもりはありません。しかし出来立てを買ってすぐ食べるのならいいのですが、長時間売り場に置かれていると油の酸化が心配なので、できるだけ避けるほうが安心です。

○食べたいおやつは3時ではなくランチのデザートに！

3時になると「おやつの時間だ」と、条件反射的に甘いものが欲しくなってしまう人はいませんか。

保育園や幼稚園には、おやつの時間があります。これは子どもたちの成長を補佐するための大切な時間。しかし成長した大人たちにとっては誘惑でしかないのです。

朝昼晩の1日3食に加え、3時のおやつが毎日の食習慣になってしまっている人は、血糖値の高い状態が続きやすく、太りやすい体質になりやすいといえます。ここまで繰り返し話してきましたが、血糖値は糖質をとったあとに急上昇します。健康な人であれば2、3時間もすれば下がってきますが、1日のうち糖質をとる回数が多いと、血糖値が下がりきらないうちにまた上がるということを繰り返し、そのうちに下がりにくくなってしまうのです。

とはいえ、人間ですからときには甘いものが欲しくもなるでしょう。そんなときはランチのデザートとして食後に食べることをおすすめします。お昼から夕食まで時間がたっぷりあるので、甘いものをとってもエネルギーとして消費されやすく、野菜や海藻など、食物繊維を多く含む食事を先にとっているので、あとから食べる糖質の吸収が抑えられるからです。さらに、先に食べたものでお腹が満たされているので、間食で食べるよりも少量で満足し食べ過ぎを防げます。低GI食品リストを活用し、副々菜としておいしい甘味をほどほどにとりましょう。

○一口30秒噛んで満腹中枢を騙そう

空腹にまかせて食べたいだけ食べ、かなりあとになってから「食べ過ぎた、お腹が苦しい」思いをした経験はないでしょうか。一般的に、食事開始後20分程度経つと、脳の視床下部にある満腹中枢が血糖値の上昇を感知し、食欲がおさまっていきます。その時点でお腹いっぱいでなくても、もうそれ以上はあまり食べたくなくなってくるのです。

逆に、いわゆる早食いをすると、満腹中枢が働く前にたくさん食べてしまうので、エネルギー量がオーバーしがちです。

つまり、摂取エネルギー量を抑えるには、ゆっくり食べて満腹中枢を騙すことがポイントなのです。一口を少な目にしてよく噛むようにすれば、満腹感が得られやすくなり、無理なく食事の総量を減らせるでしょう。目安としては一口につき30秒程度。または30~40回というように噛む回数を決めてもいいでしょう。

○食事の記録をつけてみよう

主食や甘いものを食べ過ぎているわけでもないのに、血糖コントロールが思わしくない場合は、数日でよいので食事の記録をつけてみると、より具体的な見直しができるかもしれません。患者本人は、食べる量を減らしているつもりでも、意外とそうではなかったりするからです。例えば、仕事をしていて外食や付き合いが多かったりすると節制もしにくいものですし、間食をしないようにしていても、夕食後のデザートが欠かせなかったり、食間についジュースを飲んでいたりなど、記録をすることで、知らない間に身についていた習慣に気づくことも多々あります。

実際に、私の患者さんたちからも、記録をすることで気をつけるべきポイントがはっきりし、減量に取り組みやすくなったという声をよく聞きます。

○高血圧を防ぐために、減塩も心掛けて

妊婦さんが妊娠高血圧症候群を発症すると、重篤化した場合、脳出血や多臓器不全といった深刻な状態に陥る恐れがあり、胎児にも悪影響をもたらします。糖尿病の場合、血管が傷みやすいために高血圧のリスクも高く、この妊娠高血圧症候群にも注意しなければなりません。高血圧は腎症や神経障害など、全身至るところの合併症を進めるもとにも

なってしまいます。

高血圧の最も大きな要因が塩分のとり過ぎです。日本人は外国人に比べ、食塩の摂取量が高いことはよく知られています。次のようなことを意識すると日常の食生活の中でかなりの減塩が期待できます。

1）塩蔵品や加工品を控える

身近な食品で特に塩分が多いのは、干物などの塩蔵品と、ちくわやはんぺんなどの練り製品、そしてハム、ソーセージなどの加工品です。毎日のように食卓にのぼっているわ、という人はちょっと登場回数を控えるようにすると、かなりの減塩につながります。

2）スパイスや薬味、ハーブの活用

七味やこしょうでピリリと辛みを効かせると、塩をそう使わなくても食べやすくなります。また、バジルなどのハーブ、しょうがなどの薬味、レモン汁などかんきつ類の酸味も味わいを深めます。血糖値コントロールにお役立ちと紹介したビネガーは、減塩にも強い味方となってくれるでしょう。

3）だしは天然のものを

市販のインスタントだしには、風味を良くするために塩分が添加されているものがほとんどです。ひと手間かかりますが、昆布やかつお節など天然のものからだしをとるほうが、減塩になります。なお、煮込み料理は野菜や魚、肉といった食材そのものからうまみが出ます。その味わいを楽しめるようになれば、塩や醤油といった調味料が少なくてもおいしく食べられるようになります。

4）「かける」よりも「つける」

調味料は料理にかけるのではなく、つける習慣をつけましょう。脳は、舌に食べ物が触れたときの味覚を記憶するので、全体は薄味としても、「しっかり味のついたものを食べた」と満足します。また、かけるときよりも使う調味料を減らせるので経済的でもあります。

5）「一口食べてから」を習慣づけて

外食のときなど、食べ始める前に塩をふったり醤油をかけたりするクセはありませんか。思い当たる人は、「まず一口食べてから」を心掛けるだけでも、減塩効果が期待できます。

食習慣は、子どもの頃から経験が繰り返されるなかで身についていくものなので、それを急に変えるのは難しいものですし、ストレスもかかります。できそうなことから少しずつ変えていくのが、無理なく続けるポイントです。

人間には誰しも順応性が備わっていて、最初は物足らなさを感じたとしても、多くの場合、1週間から10日もすれば、その状況に慣れてきます。脳が「そういうものだ」と納得し、ストレスも感じにくくなってくるのです。それに伴い、味覚の感じ方も変わり、満腹感も得られやすくなってきます。そうなればしめたもの。体や脳が自然に「血糖値を抑えやすい」食行動をとれるよう仕向けてくれるからです。「いかに慣れるか」がこうした好循環を生み出すカギになるといえるでしょう。

［第5章］

妊娠前も妊娠中も出産後も
恐れることはない！
糖尿病は克服できる！

出産後の注意

無事に出産を終え、母子ともに健康で退院できても、引き続き血糖の管理は必要です。むしろ出産後は、自分自身のことだけでなく育児との両立もしていかなくてはなりませんので、より健康管理を行っていく必要があります。血糖管理ももちろん、その一つです。授乳については、糖尿病があってもできます。ただし、薬による血糖コントロールはできませんので、引き続きインスリン療法を行うことになります。

出産はたいへん大きなライフイベントですが、産んだら終わりというわけには当然のことながらいきません。その後、子どもが一人前になるまで20年ほどの子育てが続きます。出産後も血糖値コントロールをきちんとしていくことが、糖尿病合併症を予防し、子育てをやりとげることにおいてとても重要といえるでしょう。

妊娠糖尿病の場合は、出産後に血糖値が徐々に戻ってくることも多いものの、しばらくは経過を見ていく必要があります。なかには、血糖値が高いまま、2型糖尿病へ移行してしまうケースもあるからです。

糖尿病合併妊娠の場合で、妊娠出産を経て網膜症や腎症といった合併症が悪化してしまった場合は、各診療科のかかりつけ医と相談し、治療を受けることが大切です。子育てが忙しいからと自分のことを後回しにしていると、重症化して結局、子育てに支障が出ないとも限らない状況になる恐れもあるので、放置しないようにしましょう。

なお、糖尿病にかかっている妊婦さんから生まれたお子さんは、将来、肥満したり、糖尿病などの生活習慣病を起こしやすかったりすることが知られています。場合によってはお子さんの体重管理や血糖管理も必要になってきます。お子さんの将来の糖尿病を予防するためにも、一緒に食事や運動などの生活習慣に気をつけていくようにしましょう。

次のお子さんを考えている方へ

すでにお子さんがいて、もう一人……と考えている人もいるでしょう。

前回の妊娠で、**妊娠糖尿病にかかった人は、次子のときにも妊娠糖尿病にかかる可能性が非常に高い**といえます。たとえ、出産後の血糖値が正常範囲に戻っていても、妊娠を考

［図表15］ 妊娠糖尿病後の血糖検査の例

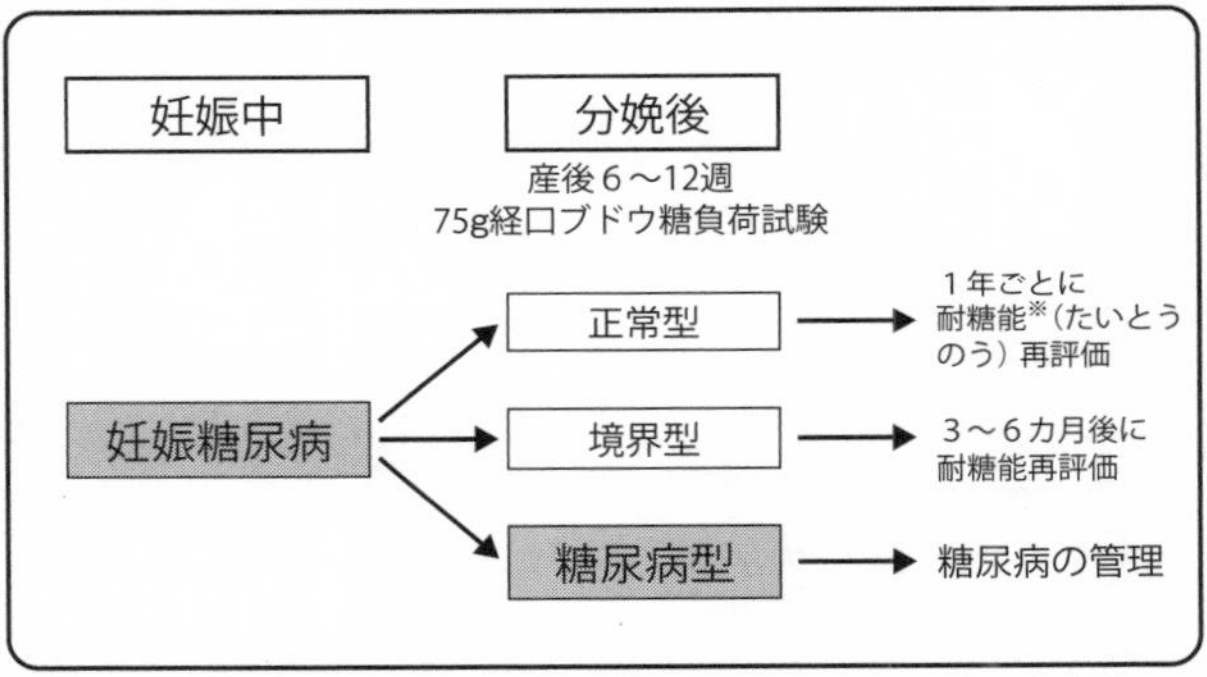

※血液中のブドウ糖の量は、すい臓から分泌されるインスリンというホルモンの働きで調節されます。この調節能力を「耐糖能」といいます。

出典：糖尿病サイト　ノボケアCircle 学びの窓の記事
「糖代謝異常合併妊娠の出産後の注意」より

えるのであれば第4章で述べた食事管理を念頭に、体重を増やさないことや間食をしないことが大切です。そして妊娠が分かったら、産婦人科の医師に、前回の妊娠で妊娠糖尿病と診断されたことを伝え、必ず血糖検査をしてもらうようにしましょう。

　妊娠糖尿病で、出産後も血糖値が高い状態が続いている人は、糖尿病専門医を受診し、必要な食事指導や治療を受けて血糖値を安定させてから、次子の妊娠を考えるほうが安心です。妊娠前に、本格的な2型糖尿病を発症していないか確認する意味でも、血糖の検査を受けましょう。

糖尿病にかかっている人は、次子も計画妊娠が望まれます。妊娠糖尿病の人よりも厳格な血糖コントロールや合併症の治療を受けて、いずれも安定した時期に妊娠、という流れになるようにしましょう。

なお、妊娠糖尿病の人も糖尿病合併妊娠の人も原則として、分娩後6～12週後を目安に、妊娠の影響がなくなってから、血糖値の検査を行います。この検査を必ず受けることが大切です。

甘くみない、でも過度に恐れない

ここまでお読みくださった皆さんは、もはや糖尿病が「尿に糖がまじる病気」ですまされるものではないことを、十分にお分かりいただけたことと思います。しかし、世間一般ではまだまだ、糖尿病の本当の怖さがしっかり認識されているとはいいがたい、と私は日々の診療を通して感じています。

当の糖尿病患者ですらも、「まだどこも悪くないから……」と通院や服薬がおろそかになってしまっている例がたくさんあるのが実情です。

それは、糖尿病という名前が、いまひとつ病気の本質を表していないからかもしれません。

例えば、心臓病であれば、心臓が悪いことがダイレクトに伝わりますし、脳出血や脳梗塞も、読んで字のごとく、脳にたいへんなことが起こることは分かります。大動脈破裂、とか腸閉塞、といった病名に至っては、文字を見ただけで恐怖をおぼえる、という人も少なくないでしょう。

これらに比べると、糖尿病は字を見ただけでは、「尿に糖がまじる」ことしか想像できないのも無理はありません。

ましてや、全身に張り巡らされている血管と関係があるなどと、字を見ただけで理解できる人などいないでしょう。

言うまでもなく、血流がなければ人は死んでしまいます。いうなれば血液は酸素や栄養素などの「命のもと」を運んでいるわけですから、その経路である血管が傷ついたり、狭くなったりすれば当然、健康を損ねますし命にも関わります。そのことを、今一度しっかり、この本を読んでくださった人には、認識していただきたいと強く願います。

糖尿病の人はまた、感染症にかかりやすいことも分かっています。

近年、糖尿病も含めた慢性疾患は、体の中で慢性的な炎症が起こっている表われであるとする、「炎症説」が盛んにいわれるようになってきました。

炎症と聞いて皆さんはまず何を思い出すでしょうか？

例えば、転んで手足をすりむいたとき、その直後に傷口がひりひりしたり、膿が出たりなど、分かりやすい症状が出ます。しかし数日も経つとそれらはほとんどの場合おさまってきます。炎症と聞くとこうした不快な症状がイメージされるのではないでしょうか。

しかし、炎症自体は決して〝悪者〟ではありません。

なぜかといえば、炎症はウイルスや菌などの病原体をはじめとする、体にとって有害なものが外から入ってきたときに、それを排除したり、ダメージを受けた場所を修復したりするときに、起こっている現象だからです。

その立役者となるのが、もともと体に備わっている「免疫」です。免疫を担う細胞の大半は血液中の白血球に存在しています。

つまり炎症は、体を外敵から守るために起こっている現象であり、ウイルスや菌などの有害物質を追い出し、体の組織を修復するために不可欠なのです。

ところが、敵がしぶとくてなかなか〝消火活動〟が進まず、いつまでも戦火がくすぶっているようになると、慢性炎症となり、免疫は長期戦を強いられることに。その結果、免疫が消耗してしまい、全身の抵抗力が落ちてしまうのです。

それゆえ、新たな病原体が侵入しやすくなり、健康であればかからないような感染症にかかってしまうことも。

糖尿病では血流が悪くなり、酸素や栄養素だけでなく病原体と戦う免疫細胞が存在する白血球も届きにくくなります。そのため感染症にかかりやすくなりますし、感染でダメージを受けた細胞などの修復も遅れてしまいます。

さらに怖いことには、感染症になると血糖値が上がりやすくなるということです。つまり、高血糖で感染症にかかりやすくなり、それが血糖値を上げてしまう、という蟻地獄のようなスパイラルに陥ってしまうのです。

まして、妊娠となれば自分一人の体ではありません。母体が糖尿病であれば、胎児のうちから移行し、このメカニズムを生まれながらにして受け継いでしまう可能性が高いのです。

しかし、だからといって糖尿病に対し、打つ手がないわけでは決してありません。第4章で述べたとおり、血糖値のコントロールをすることで、母体も胎児も健やかな経緯をたどることは十分可能です。

ただし、それにはできる限り「早期からの治療」をすることが大切です。妊娠糖尿病であれば、高血糖であることが妊婦検診等で分かり次第、治療を始めること。そして妊娠を考えている人は、必ず血糖値を調べておくこと、です。

つまり、妊婦さんだけの問題ではなく、すべての妊娠可能な女性に、もっと糖尿病のことを知っていただき、若いうちから御自身の血糖値を把握しておいてほしいのです。

第2章で話したように、糖尿病はどうしても、中高年の男性がかかるものというイメージがつきまといます。また、妊娠中の女性は検診機会が多く、高血糖であれば産婦人科のかかりつけ医からも指摘があるでしょう。しかし、今は妊娠していないけれど、将来的に妊娠を考えている人は、現時点で糖尿病の知識を得る機会がとても少ない、〝ブラックボックス〟になっていることを私は危惧しています。

数年前から「妊活」という言葉が流行り始め、栄養などに気を使う女性も増えてきたように思います。それはとても良い傾向なのですが、そもそも自分の健康状態が今、どうなっているかを十分把握していないまま、「○○を食べると妊活に良い」「妊娠に必要な栄養素は□□」と、ネットなどの情報に飛びついている人はいないでしょうか。

まずは血糖値をはじめ、血圧や脂質、肝機能、腎機能など、健康診断で調べる項目はひととおり把握し、もし異常値があったら医療機関を受診することから始めていただきたいのです。妊活に良いサプリメントや健康法など、手っ取り早く実践できることに対しては貪欲でも、医療機関、と聞くとたんに腰が重くなってしまう人はきっと多いことでしょう。

しかし、体のコンディションが良くないところに、どんなに良いといわれている食事やサプリメントを入れても、かけるパワーや費用に見合う手ごたえが得られるとは思えません。まして、医療機関へ行って病気と言われるのがいや、治療がいや、というのでは本末転倒です。

甘くみず、でも過度に恐れない、というのは、糖尿病に対してはもちろん、医療を受けることに対しても同じことです。「別に具合が悪いわけじゃないから病院へ行かなくても」ではなく、「病院へ行って何か重大な病気が見つかったら怖いから行きたくない」でもなく、客観的に自分の健康状態を見つめ、必要な手を打つ、それが妊娠を考えたらまずすべき行動である、というのが私の考えです。

パートナーはサポートを

家族が増えるということは、パートナーにとってもその人生のなかで大きな変化のはず。しかし私が公私ともに振り返ってみると、女性ばかりが自身の妊娠に右往左往し、悩みながら出産を迎えている、そんな印象がぬぐえません。

私自身も実はそうでした。パートナーは仕事が多忙で、私の妊娠中も深夜遅くの帰宅が続き、つわりが酷いときなどフォローが欲しくてもそばにおらず、孤軍奮闘の状態でした。妊娠中期を過ぎて妊娠糖尿病が発覚したときも、私が医師だから任せておいて大丈夫と思ったのでしょうか、あまり心配する様子も見られませんでした。

今思えば私も、自分のことで手一杯になっていて、コミュニケーションが不足していたかなとの思いはあります。しかし体調の悪いときには、おせっかいと思うくらいでちょうどいいので、気遣う言葉だけでもかけてもらえると、それだけで頑張れるものではないでしょうか。

妊娠をすると、妊婦さん自身も予想外の変化がたくさんふりかかってくるものです。説明もつかず情緒不安定になったり、昨日は元気だったのに日が変わったら突然体調が悪くなったり……。パートナーがそれを、妊婦さんである相手だけの問題、と突き放してしまうと、妊婦さんは、妊娠したこと自体はうれしいとはいっても「なぜ私だけがこんなつらい思いをしなければならないのか」と、孤独感を強めてストレスがたまり、母体にも胎児にも良くありません。

他方、気にし過ぎておろおろしてしまうパートナーもいることでしょう。何かしてあげたいけれど、何をしたらサポートになるのかよく分からない、妊婦さんの機嫌に振り回されて疲れてしまう、そんな声がパートナーから聞かれることもあります。この場合は妊婦さんもパートナーもともにストレスがたまりがちに。家庭が安心してマタニティライフを送れる場所にならなくなってしまうのは互いにつらいものです。

自分に心身の変化がなくても、家族が増えるということは自分自身にもおおいに関係すること、ととらえ、相手に寄り添い、サポートをする姿勢が妊婦さんのマタニティライフを穏やかで充実したものにしてくれるはずです。

そのためにも、妊婦さんにはいったい、どのような変化が起こっているのかを知ることがまずは大切。ある程度の知識があれば、いざ直面しても冷静に受け止め、サポートすることができるでしょう。

次のことは妊婦さんによく起こる心身の変化です。

○妊婦さんに起こる主な変化

1）熱っぽい

特に妊娠初期（初期：妊娠成立～妊娠15週・中期：妊娠16～27週・後期：妊娠28～40週）に多く見られます。女性は月経周期により、体温が高めの時期と低めの時期に大きく分かれます。一般的に、月経が始まると約2週間体温が下がって低温期になり、その後、排卵すると体温は上昇し、次の月経までの約2週間は高温期が続く、というサイクルを繰り返します。

妊娠することで月経はストップし、2週間経っても高温期が終わらず、ずっと高い状態が続きます。そのため熱っぽさを訴えることが多いのです。裏を返すと、まだ妊娠と気づいておらず、月経がこなくて熱っぽさを感じるようであれば妊娠の可能性がある、ということです。

2）匂いに過敏になる

今までなんとも思っていなかった匂いで吐き気を催したり、匂いのきついものが食べられなくなったりといったように、匂いに過敏になるのも、多くの妊婦さんが経験する大きな変化の一つです。なぜ、匂いに過敏になるのか、その原因ははっきりと分かっていませんが、女性ホルモンのエストロゲンに、もともと匂いに対する感受性（敏感さ）を高める作用があるためといわれています。妊娠するとそのエストロゲンが増えるために、特定の匂い、ちょっとした匂いで気分が悪くなるといったことが現れると考えられています。

3）食欲増進／減退

食欲の変化も、妊娠初期に起こりやすいことの一つです。これも匂いと同様に、妊娠によって起こるホルモンバランスの変化が原因の一つといわれています。また、第2章で話したとおり、妊娠すると糖代謝も変化しやすくなるので、それも食欲に影響すると考えられます。

さらに、ストレスが関わっている場合もあります。強いストレスを感じている人ほど食欲が異常に強まったり、逆に食べられなくなったりと、極端になってしまうことが多いといわれています。

妊娠が原因で吐き気を催したり、実際に吐いたりという消化器症状を「つわり」といいます。つわりの強さや期間には個人差があり、なかにはまったくつわりがないという人もいますが、症状はおおむね8～12週にかけて強まり、その後徐々におさまって、16週くらいまでにはなくなるというパターンが多いようです。しかし、なかには出産直前まで症状が続く人もいて、さまざまです。

つわりの症状が強いと、食事がほとんどとれなくなってしまう人もいます。食べないと、お腹の胎児が育たないのでは、と心配かもしれませんが、妊娠初期の胎児がとても小さく、母体にもともとある栄養で発育しますので、食べられないことを気に病む必要はありません。ただし、水すら飲めず、みるみるうちに体重が減ってしまうような場合は、病的な「妊娠悪阻」が疑われ、病院での治療が必要と判断されることもあります。ずっとつらいのにもかかわらず「単なるつわりだから」とがまんし続けるのも問題です。パートナーが見ていて、あまりにげっそりしているようであれば、かかりつけの産婦人科へ相談に行くことを勧めるほうが良いでしょう。

なお、つらいからといって、吐き気止めなどの市販薬を自己判断で飲んでしまうのは禁物です。薬の成分によっては流産などのトラブルを引き起こす恐れがあるからです。医療機関を受診し、そこで処方された薬を服用するようにしましょう。

4）眠気

妊娠初期～中期にかけてやたら眠い、昼間も眠くなる人もいます。これは、女性ホルモンの一つ、プロゲステロンに眠気を増す作用があり、妊娠後に分泌が増えることによって起こるといわれています。また、ホルモンバランスのほかにも、自律神経の乱れや貧血、低血圧などのために、ふらつきや元気が出ない、起きていられない、といった症状が出ることも少なくありません。

つまり、はっきり眠気と自覚していなくても「なんとなくだるい」「やる気が起こらない」と訴える人も多いということです。そのようなときにパートナーが「なまけていて家事もしない」などと理解を示さないと、妊婦さんは精神的に追い詰められてしまいます。眠気やだるさは妊娠すると自然に起こり得ること、と理解して、できるだけ家事を手伝うなどのサポートを心掛けましょう。

なお、あまりにだるさやふらつき、活力の減退が続き、毎日寝込んでしまうなど、日常生活に支障の出る状態が続くときには、かかりつけの産婦人科医へ相談しましょう。栄養補給などで改善する場合もあります。

5）腹部膨満感／便秘

妊娠中期～後期にかけて訴える人が多くなります。胎児の発育に伴い子宮が大きくなると、子宮を支えているじん帯が引っ張られるのでお腹が張ったり、ピリピリ、チクチクと痛んだりします。

6）わけもなく機嫌が悪くなる

いわゆるマタニティブルーを指します。ホルモンバランスが急激に変化するので、精神的に不安定な状態になりやすく、感情のコントロールをしにくくなります。そのため常にイラつき、気分の浮き沈みが激しくなる人も少なくありません。こうしたときは、不用意なアドバイスよりも、ただじっと話を聞いてもらうほうが楽になれるものです。気持ちや愚痴を誰かに聞いてもらうだけでも心が軽くなるものです。機嫌が悪そうだからと腫れものに触るような態度はとらず、話を聞いてあげるようにしましょう。

このように、妊娠初期は主につわり、中期から後期にかけてはお腹が大きくなることも加わって、心身ともに負担が強くなってきます。そして精神面では妊娠期全体を通して不安定になりやすいものです。

つわりが強いと、今まで普通にできていた日常的な家事も、つらくなって手が回らなくなってきますので、パートナーが積極的に、できることをサポートしましょう。とはいえ、内容によっては妊婦さんが自分でしたいこともあったり、手伝うことが仇になり余計に手間がかかったり、などということもあり得ますので、できれば事前に、何をしてほしいかを聞いて、その家事を代わってあげるようにするとよいでしょう。

なお、当然のことですが、妊娠したらパートナーも家での喫煙をすぐにやめましょう。妊婦さん本人が吸わなくても、そばにいる人が喫煙することによる副流煙で、流産や早産、低体重、精神発達遅滞など、母体にも胎児にも悪影響が及びます。

血糖値管理のためにパートナーができること

妊婦さんは何も基礎疾患がなくても、このような大きな心身の変化に振り回されがちになってしまいます。妊娠糖尿病や糖尿病合併妊娠の場合はここへさらに、血糖値の管理が加わってくるので、妊婦さんの負担が大きくなります。

ここまで話してきたとおり、血糖値は日々の食事に大きく左右されます。食生活をパートナーの時間や好みに合わせていると、良好な血糖コントロールが難しい場合もあることを覚えておきましょう。

例えば、夫の帰りが遅いと夕食の時間も遅くなってしまうおうちもあると思います。しかし糖尿病にかかっている妊婦さんが、夜遅い時間に夕食を食べると、血糖値が急上昇しやすくなり、妊婦さん本人だけでなく、胎児にも良くありません。帰宅時間が遅くなるときには、二人一緒に夕食をとることにこだわらず、「先に食べて」と伝えるようにしましょう。

また、血糖コントロールのために妊婦さんがカロリー制限をしているようなときに、そばで自分だけ好きなものを好きなだけ食べるというのは、妊婦さんにとってストレスになるものです。必要以上に遠慮することはありませんが、相手の状態を思いやることが穏やかなマタニティライフのサポートになります。

なお、安定期に入るまでは妊婦さんの心身の波が大きいために、パートナーも不調に気づきやすく、サポートがしやすかったものの、安定期に入ったら特につらそうなこともなさそうだし、自分がやることはない、と考えてしまう人も多いようです。

しかし、妊娠糖尿病は妊娠中期以降に発症しやすいので油断は禁物です。ほかにも妊娠高血圧症候群や切迫流産も、中期以降に起こりやすく、特に切迫流産では、迅速な対応が必要とされます。

妊婦さんの具合が急に悪くなったときに備え、いつでも病院へ行けるよう、互いの連絡手段や交通手段をあらかじめ考えておくほうが、万一の際も慌てずにすむでしょう。

また、妊娠から出産の間、母体と胎児の健康状態や胎児の発育を確認するために、定期的に妊婦検診が行われますが、これにできるだけパートナーも同行することをお勧めします。

一緒に医師の説明を聞いたり、検査画像を見たりすることで、親になる実感がわいてくるものですし、そうすれば出産後も育児に関わりやすくなるでしょう。

妊娠したらあとは妻にお任せ、ではなく、家族を作るのは二人の共同作業であるとの認識をもち、行動することが、妻の精神的負担を減らし快適なマタニティライフの応援になります。

産後すぐのサポートは？

無事に出産の日を迎えても、産後すぐの身体はすぐ回復するわけではありません。無理はできないので、家のことはパートナーがしばらくは仕切るつもりでいてください。

家庭の事情が許せば、親や家事代行サービスに頼むのも一手です。掃除や調理道具など、家事に必要なツールの置き場所や使い方、ゴミ収集などの地域のルール、通帳などの貴重品のありかなど、生活上重要なことは出産前に聞いておくことも大事です。

とはいえ、家事に慣れていない人が完璧にサポートしようとしても思うようにはいかないもの。できるだけのことをして、火災などの事故を起こさなければ合格くらいの気持ちでいるほうが、ぎすぎすしないですみます。何しろこれから長い育児が始まるのですから、最初から疲れてしまっては息切れしてしまうでしょう。

赤ちゃんの世話は、授乳以外なら基本的に、パートナーにもできることばかりです。育児はママがやること、ではなく、一緒にやっていく心づもりで。妊娠中から、両親学級に参加したり、育児用品を一緒に選んだりなど、育児に関わっていくことがよりスムーズなサポートにつながります。

子どもの食育は保護者の担当

ここで、食育プランナーの資格をもつ立場から、お子さんの食育についてぜひ伝えたいことがあります。

大前提として、子どもでも大人でも、栄養バランスのとれた食事、特に五大栄養素（炭水化物、タンパク質、脂質、ビタミン、ミネラル）をとることは、健康維持のために必要不可欠です。

昨今は特に、食育に熱心なお母さんで、離乳食は手作りこそが子どもにとって最も良いとお考えになっている人が多いように見受けられます。

ただ、お子さんの成長にとって食事が重要性を増してくるのは、離乳食が終わり、大人と同じ普通食になる時期です。したがって、離乳食作りに励むのも良いことではあるのですが、むしろそれ以降、普通食になってから食育に力を入れていただきたいのです。

野菜は苦手、青魚はちょっと……、など、大人でも好き嫌いの多い方はいるでしょう。しかし、保護者はお子さんの食事の最も身近なお手本。幼少期から野菜や魚を食べる習慣をつけることで、将来的に、健康に悪影響を及ぼす食生活の偏りがない、つまり健康リスクをそれだけ抑えることのできる体へと育つのです。

ここでぜひ、実践していただきたいのが、第４章で紹介した**「一汁三菜」の考え方に基づいた献立**です。こちらは大人の糖尿病対策だけでなく、子どもの食育にとっても非常に良いものです。

子どもが好物だからといって、から揚げやハンバーグなど、脂っこい肉類ばかりの献立にすることは愛情にはなりません。栄養バランスのとれた食習慣をつけることで、子どもが健康になり、さらに将来、大人になったときに自分の子どもたちにその食習慣を伝える、こうした良き習慣の伝承こそが、保護者の愛情であると心得ましょう。

おやつも、成長期には必要な場合もありますが、だらだらと食べる習慣がひとたびつけば、大人になってもやめることが難しくなります。そうすると結果的に食べ過ぎ＝肥満となり、血糖値も高くなってしまいます。

いつかは皆、大人になります。その未来の大人を育てているのが、保護者です。将来の健康を考えた食生活を、家族皆で送ることが、子どもへの真の愛情といえるでしょう。

糖尿病は克服できる！

妊娠、出産にとって糖尿病は、かかっている本人だけでなく赤ちゃん、そしてパートナーにも、その生活に大きく影響する病気です。「治療を受けさえすれば何も心配いらない」とはならず、おうちでの食生活をはじめ、生活習慣の見直しが必要とされるからです。

しかし、それによって糖尿病は、克服することができます。高血糖によって傷んでしまった血管は、残念ながら病気にかかる前の状態には戻せませんが、それ以上の損傷を防ぐことはできますので、怖い合併症を起こさないようにすることは十分に可能なのです。

インスリン療法を受けていても、血糖値が下がってくればやめることもできますし、妊娠出産期以外で薬物療法を受けていた人は減薬もできます。

血糖コントロールをよくして健康な赤ちゃんが生まれ、その後も良い経過をたどっていけば、家族の結束も強まりますし、糖尿病以外でも、より健康的な食事とは、健康的な生活とは、といった面に目が向くようになります。病気と向かい合うことはつらさも伴いますが、その分、得るものもまた大きいといえるでしょう。

何しろ人生１００年といわれる時代、出産後も何十年と自分の体とつきあっていかなければなりません。

今までにたくさんの、糖尿病にかかってきた女性を診療してきたなかで思うのは、「もっと自分自身を大切にしてほしい」ということです。大切にするというのは自分を甘やかすということではなく、将来にわたり女性として、母として、何より一人の人間として輝いているために、「健康であること」に前向きでいることだと強く思っています。

病気はないに越したことはありませんが、一病息災という言葉もあるように、一つ何か自分に課せられたものがあると、より健やかであろうとする意欲が増し、生活が整う、という考え方もできます。

健やかであれば笑顔も増えます。活力もわいてきます。困難なことがあったとしても乗り切れるパワーが付きます。それは家族や、周囲の人にも伝わっていくことでしょう。

もう一度言います。糖尿病は克服できます。焦らず、諦めず、でも甘くみず、将来にわたる健やかな暮らしと子どもの健康のために、日々の積み重ねで上手にコントロールしていきましょう。

おわりに

今の日本は、妊娠・出産、育児をするのに優しくないどころか、とても厳しい環境であるといわざるを得ません。男性が育児することが少しずつ社会に受け入れられてきた感はあるものの、まだまだ積極的には程遠く、育休をとると出世に差し障る、周囲から好奇の目で見られるなど、偏見がまだあるようです。しかも、いまだに、妊娠したら子どもを育てるのは女性の仕事と決めてかかっている男性が若い世代にもいることを、悲しく思います。

ただでさえ、先進国の中で日本は、女性の社会進出が遅れている国とのレッテルを貼られています。国際労働機関（ＩＬＯ）の２０１９年の調査では、日本は主要7カ国（Ｇ７）中、企業の役員に占める女性の割合が最下位となっており、雇用や賃金面でも男女格差が指摘されています。まして、妊娠・出産となると、子どもがいると責任のある仕事は任せられないといった風潮が企業に根強くあり、キャリア形成がしにくいという現状があります。形成どころか、女性が職場にいづらくなって辞めたり、子育て中で残業ができないなどの理由で正社員からパートタイマーとなったりするなど、キャリアが途切れてしまうケースが後を絶ちません。

きつい言葉ではありますが、今の日本は「妊娠・出産がハンデになる」社会です。これでは出生率の低下に歯止めはかからないでしょう。産みたいときに産み、仕事も育児も両立できる、そんな社会を目指すべきではないでしょうか。

どんな状況でも、子どもをもちたい、育てたいという思いがいちばんで、そのために周囲に「おうかがい」を立てるのは変ではないかと思っていたのです。なぜ子どもを産むのに遠慮がいるのだろうか、子どもを産むことが周囲にとって「歓迎されない」のはおかしいのではないかと。こんな個人的な「遠慮」が日本では社会通念となり、「産みにくい」社会を形成しているのではないかと思います。

当然ながら「産んだらひと段落」とはいかず、私は現在、５歳を過ぎた子どもの育児真っ最中です。しかし医師の仕事は継続しており、２０２１年４月に糖尿病を柱とした内科クリニックの開院に至りました。女性専門のクリニックではないのですが、病気の治療を通して特に「女性が輝いて生きる」応援をしていきたいと考えています。糖尿病のことだけでなく、体で気になることはなんでも相談していただきたいですし、更年期の悩みやアンチエイジングにも対応していきます。

仕事、家事、育児、そのほかすべてに「頑張る」ことが求められてしまうのが今の日本女性です。私はそんな女性に寄り添いサポートしていきます。

心身とも健やかに、自分らしく輝ける人生を送りましょう。

最後までお読みくださり、ありがとうございました。

櫻岡怜子

〈登録商標〉

「アスパルト」「リスプロ」「デテミル」の他、掲載されている製品／サービス名称、社名などは該当する各社の商標または登録商標です。

櫻岡怜子（さくらおか　りょうこ）

世田谷内科・糖尿病総合クリニック院長（２０２１年４月開院）。糖尿病専門医、アンチエイジング専門医、食育プランナー、フードコーディネーター。獨協医科大学卒業後、東京女子医科大学での研修を経て、順天堂大学医学部附属順天堂医院糖尿病・内分泌内科にて勤務。ほつかクリニック院長・理事長、日比谷国際クリニック生活習慣病外来を経て、２０２１年４月、世田谷内科・糖尿病総合クリニック開院。自身が妊娠時に妊娠糖尿病を患った経験から、食事や運動を重点においた糖尿病外来診療、糖尿病予防のためのレシピ開発などに取り組んでいる。著書『「糖尿病予備群」と言われたら最初に読む本』（自由国民社・２０２０年）。

本書についての
ご意見・ご感想はコチラ

糖尿病専門女医が教える
妊娠と糖尿病

二〇二一年四月二八日　第一刷発行

著　者　櫻岡怜子
発行人　久保田貴幸
発行元　株式会社　幻冬舎メディアコンサルティング
〒一五一-〇〇五一　東京都渋谷区千駄ヶ谷四-九-七
電話　〇三-五四一一-六四四〇（編集）
発売元　株式会社　幻冬舎
〒一五一-〇〇五一　東京都渋谷区千駄ヶ谷四-九-七
電話　〇三-五四一一-六二二二（営業）
印刷・製本　シナノ書籍印刷株式会社
装　丁　立石　愛

Printed in Japan　ISBN 978-4-344-93241-8 C0047
幻冬舎メディアコンサルティングＨＰ　http://www.gentosha-mc.com/